Akupunktur in Klinik und Praxis

Herausgegeben von R. Pothmann

Akupunktur in Geburtshilfe und Frauenheilkunde

Wolfgang C. Schuler

37 Abbildungen, 8 Tabellen

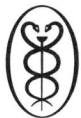 Hippokrates Verlag Stuttgart

CIP-Titelaufnahme der Deutschen Bibliothek

Schuler, Wolfgang C.:
Akupunktur un Geburtshilfe und Frauenheilkunde / Wolfgang C. Schuler. –
Stuttgart : Hippokrates-Verl., 1989
   (Akupunktur in KLinik und Praxis)
   ISBN 3-7773-0910-9

Anschrift des Herausgebers der Reihe:
Dr. med. Raymund Pothmann
Klinikum Barmen
Kinderklinik
Heusnerstraße 40
5600 Wuppertal 2

Anschrift des Verfassers:
Dr. med. Wolfgang C. Schuler
Evang. Krankenhaus Bethesda
Heerstraße 219
4100 Duisburg 1

ISBN 3-7773-0910-9

© Hippokrates Verlag GmbH, Stuttgart 1989

Printed in Germany 1989
Satz: Fotosatz Andreas Schulz, 7972 Isny. Grundschrift: 9 Pica/3.75 mm Times,
      System Linotype
Druck: Schäuble, Stuttgart-Botnang

Inhaltsverzeichnis

Theoretischer Teil

Praktischer Teil

Anhang

Vorwort des Herausgebers

Mit dem vorliegenden Werk »Akupunktur in Geburtshilfe und Frauenheilkunde« von Wolfgang C. Schuler liegt nun der erste Band der Serie „Akupunktur in Klinik und Praxis« vor.

Angeknüpft wird dabei an die Kenntnisse aus einer Akupunkturgrundausbildung, wie sie in dem zuvor erschienenen Buch von G. Kampik vermittelt wird. Die einzelnen Themen der Serie wenden sich an speziell ausgerichtete und interessierte medizinische Gruppen und berücksichtigen das entsprechende Fachwissen. Neben den Facharztdisziplinen werden aber auch spezielle, allgemein einsetzbare Techniken wie Schädelakupunktur, Laser oder transkutane elektrische Nervenstimulation (TENS) behandelt werden. Das vorausgesetzte medizinische Spezialwissen trägt zu einem vertieften, aber auch kritischen Verständnis der angewendeten Akupunkturmethode bei. Vor diesem Hintergrund kann sich eine umfassendere und ganzheitliche medizinische Versorgung in Klinik und Praxis entwickeln.

Der Autor des vorliegenden Bandes hat sich dieser schweren Aufgabe unterzogen. Er schöpft dabei aus seiner langjährigen klinischen Erfahrung im Umgang mit der »sanften« Geburtsleitung, gepaart mit fundiertem Akupunkturwissen. Die Einbeziehung der Hebammen in den geburtshilflichen Prozeß ist dabei unverzichtbar geworden. Sie waren es auch, die durch ihren Wissensdurst den Autor ursprünglich dazu veranlaßten, ein Skript zum Thema Akupunktur in der Geburtshilfe zu erstellen; dieses hat sich inzwischen zu einem vollwertigen Fachbuch für Frauenärzte und Hebammen weiterentwickelt. Es soll zwar kein Akupunkturlehrbuch ersetzen, enthält jedoch komprimiert im Eingangsteil alle wichtigen Grundlagen. Im übrigen handelt es sich um das erste Akupunkturbuch, das den gesamten frauenärztlichen Bereich abdeckt.

In seinem Bemühen wurde W. Schuler von seiten des Verlages von Anfang an unterstützt, was vor allem in der sorgfältigen Ausstattung und Gestaltung zum Tragen kommt.

Dem Autor sei eine weite Verbreitung seines Buches und den interessierten Lesern ein hoher Gewinn bei der Lektüre gewünscht.

Wuppertal, Juni 1989   *R. Pothmann*

*Der Mensch hat
dreierlei Wege
klug zu handeln:
erstens durch
Nachdenken,
das ist der edelste,
zweitens durch
Nachahmen,
das ist der leichteste,
und drittens durch
Erfahrung,
das ist der bitterste.*
Konfuzius

Theoretischer Teil

Einleitung

Definition. In der Akupunktur begegnet uns eines der faszinierendsten Heilkundesysteme, das menschlicher Erfindungsgeist außerhalb unserer eigenen Medizintradition hervorgebracht hat. Das Wort »Akupunktur« wurde erstmals von dem holländischen Arzt und Chinareisenden *Willem Ten Rhyne* verwendet, der 1683 diese traditionelle chinesische Heilbehandlung als erster europäischer Arzt in einem aufsehenerregenden Artikel beschrieb. Die Wortbildung entlehnte er aus dem Lateinischen: acus = Nadel, und pungere = stechen, womit schon das Wesentliche gesagt ist: feine Nadeln werden an bestimmten Stellen in die Haut des Patienten eingestochen, um heilkundliche Effekte zu erzielen.

Das in China von alters her gebräuchliche Wort für Akupunktur ist *Zhen-Jiu*, eine Zusammensetzung aus *Zhen* = Nadel und *Jiu* = Moxa. Letzteres stammt von dem japanischen *Mogusa*, einer Heilpflanze mit der wissenschaftlichen Bezeichnung »Artemisia«. Zu den über 200 Arten dieser Gattung zählt auch der in Deutschland bekannte Beifuß. Die Blätter dieser Heilpflanze wurden getrocknet, zerrieben und zu kleinen Kegeln oder Stangen (»Moxa-Zigarren«) gepreßt, durch deren Verbrennung dann dem Körper therapeutische Wärme an den traditionellen Behandlungspunkten zugeführt wurde. Hierfür wurde im Westen die Bezeichnung *Moxibustion* gebräuchlich, was wörtlich »Moxa verbrennen« heißt.

Auch bei uns hat diese Pflanzengattung eine lange Tradition als Heil- und Gewürzpflanze. Der Absinth (Artemisia absinthium) gehört in unseren Apotheken als Magentherapeutikum unter der Bezeichnung „Herba absinthii" zum offiziellen Bestand, und auch die Getränkeindustrie verwendet ihn gerne, zur Herstellung von Wermut und Magenbitter-Likören. Mutterkraut (Artemisia vulgaris) und Estragon (Artemisia dracunculus) sind als Gewürzkräuter beliebt.

Die traditionelle chinesische Medizin. Akupunktur (Zhen) und Moxibustion (Jiu) gehören also nach chinesischem Verständnis untrennbar zusammen und bilden eine der wichtigsten Säulen der traditionellen chinesischen Medizin. Die Popularität der Akupunktur im Westen ließ den Eindruck entstehen, daß diese fast synonym steht für die traditionelle chinesische Medizin schlechthin. Bei genauerer Analyse erweist sich freilich die medizinische Tradition Chinas als viel weniger monolithisch und statisch, als dies lange Zeit aus westlicher Sicht vermutet wurde.

Der Sinologe und Pharmakologe *Paul Unschuld* (1980) konnte aufzeigen, daß die Ideengeschichte der chinesischen Heilkunde während der letzten zweieinhalb Jahrtausende bis in die unmittelbare Gegenwart hinein eher durch eine stetig anwachsende synchrone Vielfalt an Vorstellungen gekennzeichnet ist. So entstanden in China nacheinander insgesamt sieben verschiedene heilkundliche Ideensysteme, die trotz vieler Widersprüche nebeneinander weiterexistierten, teilweise unter wechselseitiger Beeinflussung: Orakelmedizin, Dämonenmedizin, religiöse Medizin, Heilkräutermedizin, buddhistische Medizin und entsprechungssystematische Medizin. Zu letzterer zählen Akupunktur und Moxibustion. Schließlich kam in diesem Jahrhundert eine moderne biochemisch-biophysikalische Medizin im Sinne der westlichen Wissenschaft hinzu, die China durch Assimilisation aus dem Westen zu ihrem eigenen Paradigma der Moderne gemacht hat.

Orakelmedizin, Dämonenmedizin und religiöse Medizin werden in der heutigen Volksrepublik China zumal von parteioffizieller Seite gerne als Aberglauben abgetan, auch wenn diese in der klassischen Epoche nachweislich von weit mehr Menschen in Anspruch genommen wurden als etwa die Akupunktur. Diese war lange Zeit den Gelehrten und höheren gesellschaftlichen Kreisen vorbehalten. Die traditionelle Heilkräuterlehre hingegen erlebte zusammen mit der Akupunktur im heutigen China einen erneuten Aufschwung, konnte aber im Westen bisher nur wenig Anklang finden, abgesehen von der auch bei uns sehr populär gewordenen und mit allerhand mystischen Heilwirkungen bedachten Wurzel *Ginseng*. Zwar hat auch die chinesische Heilkräuterlehre ihre eigene Faszination, doch scheitert ihre Popularität im Westen allein schon an der mangelnden Verfügbarkeit der über 2000 verschiedenen chinesischen Heilkräuter. Inzwischen etablieren sich aber schon mancherorts chinesische Kräuterläden, die diesen Mangel beheben wollen.

Die Akupunktur im Westen. Von allen Elementen der traditionellen chinesischen Heilkunde übte zweifellos die Akupunktur die größte Faszination auf die Länder der westlichen Welt aus. Dies war schon so zur Zeit der ersten spärlichen Berichte, die aus dem lange Zeit hermetisch abgeschotteten China in den Westen gelangten, etwa durch die niederländischen Ärzte *De Bondt* und *Ten Rhyne* sowie den deutschen Arzt *Andreas Cleyer* im 17. Jahrhundert. Doch erst die dramatische Öffnung Chinas zum Westen, vor allem seit der spektakulären Einladung einer amerikanischen Tischtennismannschaft im Jahre 1971 und dem anschließenden Besuch des amerikanischen Präsidenten *Richard Nixon* im Februar 1972, ermöglichte der westlichen Welt eine intensivere Begegnung mit der chinesischen Heilkunde. Seither hat die Akupunktur im Westen trotz teilweise heftiger, kontroverser Diskussionen nichts an ihrer Faszination eingebüßt.

Mehrere Elemente sind hierfür verantwortlich. Zum einen erlangten die der Akupunktur zugrundeliegenden Vorstellungen die Bewunderung des Westens. Die kosmische Gesamtschau aller Dinge einschließlich der Natur des Menschen, wie sie sich aus der Philosophie des *Taoismus* ergibt, trifft im Westen auf eine neue Sehnsucht, die Natur wieder als Ganzes zu begreifen. In dem modernen Schlagwort der *Ökologie* als dem natürlichen Gleichgewicht der Kräfte im Haushalt der Natur scheint sich in gewisser Weise die uralte chinesische Lehre von den polaren und sich ergänzenden Kräften *Yin* und *Yang* widerzuspiegeln. Auch die moderne Atomphysik zeigt interessante Berührungspunkte zum taoistischen Weltbild, wie dies vor allem von dem Physiker *Fritjof Capra* (1980) eindrucksvoll dargestellt wurde.

Viel mehr noch als das chinesische Naturverständnis beeindruckt aber den westlichen Menschen die Tatsache, daß mit einem so einfachen therapeutischen Ansatz, dem Einstechen feiner Nadeln an bestimmten Körperpunkten, bei ausreichender Erfahrung und Sensibilität oftmals geradezu wunderbare therapeutische Effekte erzielbar sind, die manchmal ans Magische zu grenzen scheinen. Darüberhinaus ist die enorme Vielseitigkeit dieser Methode beeindruckend. Liest man eines der üblichen Indikationsverzeichnisse der Akupunktur, so scheinen ihrer Anwendung kaum Grenzen gesetzt zu sein.

Dies muß bei einer nüchternen Betrachtung freilich etwas revidiert werden. Immerhin hat eine von der Weltgesundheitsorganisation (WHO) beauftragte internationale, interdisziplinäre Expertenkommission im Jahre 1979 eine Liste mit über 40 Krankheiten zusammengestellt, bei denen die Anwendung der Akupunktur empfohlen werden kann (*s. Tab. 1*). Hinzu kommt, daß dieses Heilkundesystem praktisch nebenwirkungsfrei ist, während bei den meisten westlichen Therapieformen im allgemeinen mit den erwünschten Wirkungen auch eine Reihe von unerwünschten, zum Teil sogar bedenklichen Nebenwirkungen in Kauf genommen werden müssen. Die möglichen Gefahren der Akupunktur sind dagegen vergleichsweise gering und lassen sich bei genauer Beachtung der Regeln sicher vermeiden.

Gerade dieser letzte Aspekt ist es, der die Akupunktur vor allem auch für den Bereich der *Geburtshilfe* und *Frauenheilkunde* so wertvoll macht. Mit ihrer Hilfe lassen sich die therapeutischen Möglichkeiten des Arztes und der Hebamme um eine wertvolle Komponente bereichern. Deshalb richtet sich dieses Buch in erster Linie an Frauenärzte und interessierte Hebammen, die diese zusätzliche Behandlungschance für ihre Patientinnen in ihrer täglichen Arbeit nützen wollen.

Ziel dieses Buches ist es, an eine leicht erlernbare und auch für westliches Denken nachvollziehbare Praxis der Akupunktur im Bereich der Geburtshilfe und Frauenheilkunde heranzuführen. Ausgehend von den traditionellen Wurzeln dieser Behandlungsweise, soll dabei ein Konzept des Akupunkturverständnisses dargelegt werden, das den scheinbar unversöhnlichen Konflikt zwischen traditionellem chinesischem Medizinverständnis und dem uns näher stehenden naturwissenschaftlichen Weltbild überwindet. Dies kann dazu beitragen, Spannungen gegenüber den immer noch zahlreichen Kritikern dieser Methode abzubauen. Außerdem läßt sich aufzeigen, daß durch das hier vorgestellte Konzept im Westen ausgebildete Ärzte und Hebammen an Bekanntes anknüpfen können und somit schneller und sicherer mit diesem wertvollen therapeutischen Instrument vertraut werden, ohne über Gebühr in langwierigen Schulungen mit sämtlichen Details der traditionellen Lehrinhalte belastet zu werden, mit all deren Verwinkelungen und für westliche Menschen oft rätselhaften Analogieschlüssen.

Tabelle 1 **Akupunkturindikationen**
(aus *Bannermann,* in: Weltgesundheit, Dez. 1979[1])

Respirationstrakt

akute Sinusitis
akute Rhinitis
allgemeine Erkältungskrankheiten
akute Tonsillitis

Bronchopulmonale Erkrankungen

akute Bronchitis
Asthma bronchiale

Augenerkrankungen

akute Konjunktivitis
zentrale Retinitis
Myopie (bei Kindern)
Katarakt (ohne Komplikation)

Erkrankungen der Mundhöhle

Zahnschmerzen
Schmerzen nach Zahnextraktion
Gingivitis
akute und chronische Pharyngitis

Gastrointestinale Erkrankungen

Ösophagus- und Kardiospasmen
Singultus
Gastroptose
akute und chronische Gastritis
Hyperazidität des Magens
chronisches Ulcus duodeni
akute und chronische Kolitis
akute bakterielle Dysenterie
Obstipation
Diarrhoe
paralytischer Ileus

Neurologische und orthopädische Erkrankungen

Kopfschmerzen
Migräne
Trigeminusneuralgie
Fazialisparese
Lähmungen nach Schlaganfall
periphere Neuropathien
Poliomyelitislähmung
M. Ménière
Neurogene Blasendysfunktion
Enuresis nocturna
Interkostalneuralgie
Schulter-Arm-Syndrom
Periarthritis humeroscapularis
Tennisellenbogen
Ischialgie, Lumbalgie
rheumatoide Arthritis

[1] Nach Empfehlung einer von der WHO beauftragten internationalen Expertenkommission

Das traditionelle Konzept der Akupunktur
Philosophische Grundlagen

Die Geschichte der Akupunktur scheint fast so alt zu sein wie die Geschichte des chinesischen Volkes selbst, und dieses verfügt wohl über die älteste kontinuierliche Kulturgeschichte, die wir überhaupt kennen. Ein Merkmal dieser Kultur war von Anfang an ein besonders hohes Gesundheitsbewußtsein.

Die Ursprünge der chinesischen Akupunktur verlieren sich im Dunkel vorgeschichtlicher Zeit. Spuren lassen sich sogar bis in die Neusteinzeit zurückverfolgen. Prähistorische Funde von Steinnadeln (chin. Bian) scheinen dies zu belegen. Während die Akupunktur im chinesischen Altertum wahrscheinlich im archaischen Dämonenglauben ihre geistigen Wurzeln hatte und über viele Jahrhunderte offenbar als eine Art primitive Volksmedizin praktiziert wurde, erlangte sie in der frühen klassischen Periode der chinesischen Geschichte durch Umdeutung im Sinne der systematischen Entsprechungslehre der ausgehenden Chou-Zeit (um 500 v. Chr.) zunehmend den Status einer Gelehrtenmedizin. *Taoismus* und *Konfuzianismus,* die beiden großen philosophischen Konzepte, die die Geistesgeschichte Chinas so wesentlich prägten, übten entscheidenden Einfluß auf die Ausgestaltung der traditionellen Akupunkturlehre aus, wie wir sie heute kennen. Der Taoismus lieferte hierzu im wesentlichen das naturphilosophische Grundmodell, während die Lehren des *Konfuzius* eher indirekt in der praktischen Ausgestaltung der Akupunkturlehre wirksam wurden.

Die Lehre des Taoismus wird auf den großen chinesischen Weisen *Laotse* zurückgeführt, der im 6. Jahrhundert v. Chr. gelebt und das berühmte Werk *Tao Te King,* »Das Buch vom Weg und der Tugend« verfaßt haben soll[1]. Der Schlüsselbegriff *Tao* wird verstanden als das »All-Eine« bzw. der »Urgrund der Welt«, aus dem alle Dinge des Universums entstanden sind.

So findet sich das gesamte Konzept der traditionellen chinesischen Heilkunde bereits in dem um 500 bis 300 v. Chr. entstandenen klassischen Werk *HuangDi Nei Jing,* dem »Medizinischen Lehrbuch des Gelben Kaisers«, das auch heute noch als deren Grundlage gilt. In einem Zwiegespräch, das dem legendären Gelben Kaiser *HuangDi* und seinem Leibarzt und Premierminister *Chi Po* (etwa um 2600 v. Chr.) in den Mund gelegt wird, werden hierin zuerst in einem *theoretischen* Teil *Su Wen* die Grundlagen der traditionellen chinesischen Medizin erörtert, die im wesentlichen aus der taoistischen Weltsicht stammen: das Tao, Yin und Yang, die fünf Elemente und ihre Entsprechungen, die inneren Organe Zang-Fu, Haupt- und Nebenmeridiane, die Vitalkraft Qi, die Krankheitsursachen und schließlich eine daraus abgeleitete Krankheitslehre.

Der *praktische* Teil *Ling Shu* schließt sich an mit einer Darstellung der vier Hauptsäulen der traditionellen chinesischen Medizin: Akupunktur, Moxibustion, Heilkräutertherapie und chirurgische Behandlung; letztere war freilich sehr begrenzt.

[1]Neuere Umschrift: Dao de Jing; auch übersetzt mit »Das Buch vom Weg und seiner Wirkung«.

Die Obduktion der menschlichen Leiche war aus Sicht des großen Philosophen und Staatsmannes *Konfuzius* (551 bis 479 v. Chr.) ein schweres Sakrileg. Dies bewirkte, daß die Ärzte im alten China aus der Not eine Tugend machten. Der Mangel an genaueren anatomischen Kenntnissen führte zur Entwicklung einer hohen Kunst, mittels minutiöser Beobachtung äußerer Zeichen intuitiv auf die Vorgänge im Innern des Leibes zu schließen. So erfanden sie ein erstaunlich komplexes System innerer Wechselwirkungen aller für die menschliche Gesundheit wichtig erscheinenden Teile und Kräfte. Die komplizierten Rückkoppelungssysteme der modernen Biokybernetik, die unser heutiges Verständnis von der Natur des Menschen kennzeichnen, sind hier bereits in genialer Weise vorweggenommen.

Systematische Leichensezierungen wurden in China erst Anfang des ersten Jahrtausends n. Ch. vorgenommen, nachdem das klassische Akupunktursystem bereits etabliert war. Doch bald schon kam das Studium der menschlichen Leiche wieder in Verruf. Eine kurze Neubelebung erfuhr die Kunst der Leichensektion in der *Sung*-Dynastie (um 1000 bis 1200 n. Chr), allerdings ohne die traditionellen Theorien im wesentlichen zu beeinflussen. Bis zum Beginn der Neuzeit geriet sie dann wieder fast völlig in Vergessenheit.

Ein zweites Merkmal verdankt die traditionelle Akupunkturlehre dem großen *Konfuzius:* Gemäß seiner Lehre galt die uneingeschränkte Autorität des Lehrers gegenüber dem Schüler (ähnlich wie die des Vaters gegenüber dem Sohn) als hohes, unantastbares Ideal, dessen Respektierung den Schüler überhaupt erst in die Lage versetzte, später einmal selbst Verantwortung in der Gesellschaft zu übernehmen. Diesem Lehrer-Schüler-Verständnis ist es zu verdanken, daß die klassische Akupunkturlehre von Generation zu Generation über so viele Jahrhunderte hinweg mit nur wenigen Innovationen bis heute nahezu unverändert überliefert wurde, ohne in ihren Grundsätzen wesentlich in Frage gestellt worden zu sein. Die wenigen Kritiker wie etwa *Wang Ching-Jen,* dessen Alterswerk *I-lin Kai-tso*[1] im Jahre 1831 erschien, hatten jedenfalls keinen wirklichen Einfluß auf die Überlieferung der alten Lehre. Dies unterscheidet konfuzianische Lehrtradition wesentlich von der des Westens.

Die wichtigsten Grundelemente der traditionellen Akupunkturlehre sollen hier kurz skizziert werden, soweit dies für ein grundsätzliches Verständnis der alten chinesischen Vorstellungen von Bedeutung ist. Zugrunde gelegt wurde vor allem der moderne Klassiker »Essentials of Chinese Acupuncture« aus dem Jahre 1980, eine gemeinsame Veröffentlichung der vier größten Institute für traditionelle Medizin in China[2]. Die darin verwendete Darstellung erscheint in besonderer Weise autorisiert, das chinesische Eigenverständnis dieser traditionellen Heilmethode zu repräsentieren.

[1] »Berichtigung von Irrtümern in der medizinischen Literatur«
[2] autorisierte deutsche Übersetzung: siehe unter Wühr E. im Literatur-Verzeichnis, S. 143; inzwischen liegt eine neu überarbeitete Auflage vor mit dem Titel »Chinesische Acupuncture and Moxibustion« (siehe Literaturverzeichnis, S. 142)

Das Konzept der traditionellen (entsprechungs-systematischen) chinesischen Heilkunde

1. Lehre von Yin und Yang
2. Fünf-Elementen-Lehre und Lehre von den systematischen Entsprechungen
3. Lehre von den inneren Organen (Zang-Fu)
4. Lehre von der Vitalkraft Qi und ihren Kommunikationswegen, den Qi-Kanälen oder Meridianen
5. Lehre von den Krankheitsursachen, den diagnostischen Methoden und der Differenzierung der Krankheitssyndrome
6. Theorie der Akupunkturpunkte und Methodenlehre für die Behandlung mit Akupunktur bzw. Moxa

---

Die Lehre von Yin und Yang

Alle Dinge unseres Universums sind aus zwei einander entgegengesetzten Elementen oder Prinzipien zusammengesetzt, die als *Yin* und *Yang* bezeichnet werden. Jedem Yin steht ein entsprechendes Yang gegenüber.

Dies kommt in den folgenden Begriffspaaren zum Ausdruck

Yang	Yin
Tag	Nacht
Himmel	Erde
stark	schwach
Licht	Dunkelheit
Mann	Frau
usw.	

Kein Yang kann ohne sein entsprechendes Pendant, das zugehörige Yin existieren, und keines der Elemente Yin oder Yang ist dem anderen grundsätzlich über- oder unterlegen. Rechts wird dem Yin (weiblich), links dagegen dem Yang (männlich) zugeordnet. Als Merkspruch gilt: »*Frauen* sind immer im *Recht*«, also: rechts = Yin = weiblich.

Ein ausgewogenes Verhältnis zwischen Yin und Yang charakterisiert den idealen Zustand von Harmonie in der Natur. Die spannungsreiche Wechselwirkung zwischen Yin und Yang wird beschrieben als beständiger Prozeß einer dreifachen Dynamik, in dem das eine Prinzip das andere unterstützt, gleichzeitig aber auch verzehren und schließlich in sein eigenes Wesen transformieren kann.

Die Monade *Tai Chi* (höchste Vollkommenheit) ist das traditionelle taoistische Symbol für Yin und Yang. In ihr kommt diese Wechselwirkung sinnbildlich zum Ausdruck (*Abb. 1*).

Die Lehre von Yin und Yang findet breite Anwendung in der traditionellen Deutung von Gesundheit und Krankheit. Vollkommene Gesundheit besteht in einem ausgeglichenen Verhältnis aller Yin- und Yang-Elemente, während jedes Zuviel (chin. Shi, Fülle) oder Zuwenig (chin. Xu, Leere) von Yin oder Yang unweigerlich zu Störungen führt.

Daraus ergeben sich bereits die wichtigsten Grundtypen der traditionellen chinesischen Krankheitslehre:

— Erkrankungen vom *Shi-* (Fülle-)Typ mit einem absoluten oder relativen Überschuß an Yin bzw. Yang
— Erkrankungen vom *Xu-* (Leere-)Typ mit absolutem oder relativem Mangel an Yin bzw. Yang.

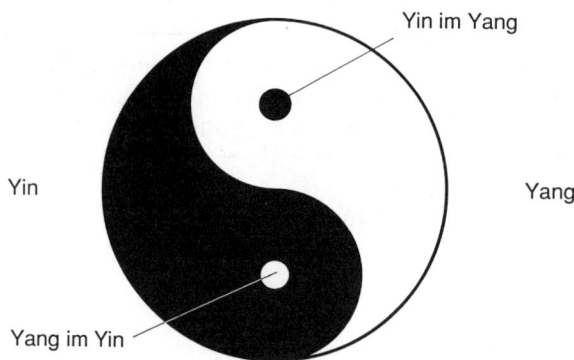

Abb. 1   Die chinesische Monade Tai Chi (»höchste Vollkommenheit«). Sinnbild für die höchste erreichbare Harmonie im Kosmos, versinnbildlicht durch ein ausgeglichenes Verhältnis zwischen Yin und Yang.

Die Fünf-Elementen-Lehre und die Lehre von den systematischen Entsprechungen

Die Fünf-Elementen-Lehre geht davon aus, daß alle Dinge der materiellen Welt letztlich auf fünf Grundelemente zurückzuführen sind, die sich verhalten wie die dem antiken Menschen aus der Natur vertrauten Grundstoffe: *Holz, Feuer, Erde, Metall* und *Wasser*.

In der unübersehbaren Vielfalt der Naturerscheinungen glaubte man immer wieder das Wesen dieser fünf Grundstoffe oder zumindest deren Analogien zu erkennen. Der beständige Verwandlungsprozeß in der Natur wird erklärt durch einen dreifachen Wirkzyklus, durch den diese fünf Elemente, auch Wandlungsphasen genannt, funktionell eng miteinander verbunden sind, indem sie sich ähnlich wie die Prinzipien Yin und Yang gegenseitig *fördern* (Sheng-Zyklus), *hemmen* (Ko-Zyklus) und *einander entgegenwirken* (Gegenaktionszyklus) *(s. Abb. 2)*.

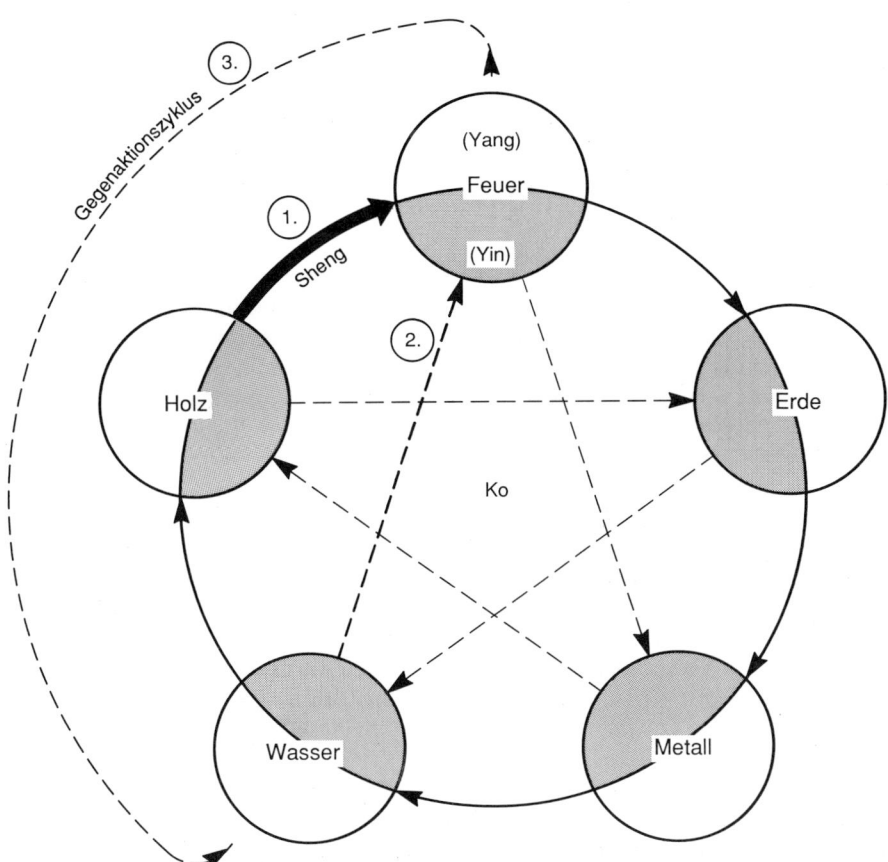

Abb. 2   Die Fünf Elemente und ihr dreifacher Interaktionszyklus:
1. Förderungszyklus (Sheng-Zyklus) nach der »Mutter-Sohn-Regel«, z. B. »Holz nährt das Feuer«;
2. Hemmzyklus (Ko-Zyklus), z. B. »Wasser löscht das Feuer«;
3. Gegenaktionszyklus, z. B. »Feuer verdampft das Wasser«.

Die Fünf-Elementen-Lehre wurde zur Lehre von den systematischen Entsprechungen ausgeweitet: Alle Naturgegebenheiten wurden, sofern in ihnen diese Grundelemente nicht unmittelbar erkennbar waren, nach analogen Elementen aufgeschlüsselt, die sich in ganz ähnlicher Weise wie die primären fünf Elemente entsprechend dem geschilderten dreifachen Interaktionszyklus wechselseitig beeinflussen.

Tab. 2 gibt einige Beispiele solcher Assoziationsketten wieder, die für diese Lehre besonders typisch und für das traditionelle chinesische Medizinverständnis, das der Akupunkturlehre zugrunde liegt, von entscheidender Bedeutung sind. Wenn auch offensichtlich magische Vorstellungen von den Entsprechungen aller Naturerscheinungen untereinander dieser systematischen Entsprechungslehre kulturgeschichtlich vorausgingen, so verstand sich die taoistische Lehre von *Laotse* bewußt als intellektuelle Aufklärungsbewegung, die die Naturabläufe rational erklären wollte und das magisch-mystische Naturverständnis zu überwinden trachtete (*Unschuld* 1980).

Die Lehre von den inneren Organen

Hierbei handelt es sich um die konsequente Anwendung des Yin-Yang-Prinzips auf die inneren Organe. Diese werden eingeteilt in zwei korrespondierende Gruppen: *Zang*, d. h. *Speicher(-Organe)*, und *Fu*, d. h. *Hohlorgane* (wörtlich „Paläste", seit *Mao Tse Tung* auch »Verbrauchermärkte« genannt).

Die *sechs Zang-Organe* haben Yin-Charakter und dienen nach traditioneller Vorstellung der Herstellung und Speicherung der wichtigsten Lebensstoffe, etwa der Vitalkraft Qi, des Blutes und der übrigen Körperflüssigkeiten. Zu den Zang-Organen zählen: *Herz, Perikard, Lunge, Leber, Milz* und *Niere*.

Die *sechs Fu-Organe* haben Yang-Charakter und dienen hauptsächlich der Aufnahme und Verdauung von Nahrungsstoffen, ihrer Absorption sowie dem Transport und der Ausscheidung von Ballaststoffen. Zu ihnen gehören *Magen, Dünndarm, Dickdarm, Gallenblase, Harnblase* und die sog. *Drei Erwärmer*.

Die Drei Erwärmer (3E) sind eine weitere Eigentümlichkeit der traditionellen chinesischen Organlehre. Die chinesische Bezeichnung lautet *Sanjiao*, wörtlich übersetzt »die drei miteinander Verbundenen«. Gemeint ist die gedachte funktionelle Einheit der drei Körperhöhlen Brust-, Bauch- und Beckenhöhle, zusammen mit den dort lokalisierten Organen. Der Obere Erwärmer trägt zum Funktionieren von Herz und Lunge bei und sorgt dafür, daß alle Bereiche des Körpers mit Blut und Lebensenergie (Qi) versorgt werden. Der Mittlere Erwärmer fördert die Tätigkeit von Milz und Magen, deren Aufgabe man in Verdauung und Absorption wertvoller Nahrungsstoffe sah. Der Untere Er-

Tabelle 2   **Die Fünf Elemente und ihre Entsprechungen im Menschen und in der Natur** (aus: *Essentials of Chinese Acupuncture*, 1980)

Die Fünf Elemente	im Menschen					in der Natur					
	Zang-organe	Fu-organe	Sinnes-organe	Gewebe	Gefühle	Jahres-zeiten	Umwelt-faktoren	Wachstum und Ent-wicklung	Farben	Geschmack	Himmels-richtung
Holz	Leber	Gallen-blase	Auge	Sehnen	Ärger	Frühling	Wind	Keim-stadium	grün	sauer	Ost
Feuer	Herz Perikard	Dünndarm	Zunge	Blutgefäße	Freude	Sommer	Hitze	Wachstum	rot	bitter	Süd
Erde	Milz Pankras	Magen	Mund	Muskeln	Nachdenk-lichkeit	Spät-sommer	Feuchtig-keit	Transfor-mation	gelb	süß	Mitte
Metall	Lunge	Dickdarm	Nase	Haut Haare	Melancho-lie	Herbst	Trocken-heit	Reifung	weiß	scharf	West
Wasser	Niere	Harnblase	Ohr	Knochen	Angst Furcht	Winter	Kälte	Speiche-rung	schwarz	salzig	Nord

wärmer schließlich ist zuständig für das Funktionieren von Niere und Harnblase und kontrolliert den gesamten Wasserhaushalt.[1]

Darüber hinaus kennt die traditionelle chinesische Organlehre *zwei außerordentliche Organe:* das *Gehirn,* von dem man glaubte, daß es ein Spezialprodukt des Knochenmarks darstellt, das von der Niere gebildet wird, und die *Gebärmutter,* die man als Sonderorgan von Niere und ableitenden Harnwegen ansah, wobei es hier eine interessante Entsprechung zur modernen Embryologie gibt.

Jedes dieser Zang-Fu-Organe hat gemäß der systematischen Entsprechungslehre eine besondere Beziehung zu einem der *fünf Sinnesorgane,* zu denen hin sie sich »öffnen«. Außerdem »kontrolliert« jedes Organ eines der *fünf Körpergewebe* (s. Tab. 2, S. 19).

Die funktionellen Beziehungen der Organe untereinander lassen sich in Anwendung des Fünf-Elemente-Schemas in einem übersichtlichen Funktionsdiagramm darstellen (*Abb. 3*). Auch Gerüche, Geschmack, Gefühle, Speisen, Farben, Klimaeinflüsse usw. werden in dieses universelle Fünf-Elemente-Yin-Yang-Schema eingeordnet. Der Übersicht halber wurden sie in der Abbildung weggelassen.

Die Lehre von der Vitalkraft *Qi* und den Meridianen

Ausgehend vom Tao, dem geheimnisvollen Ursprung des Universums, durchdringt nach alter chinesischer Vorstellung die Vitalkraft Qi als *Ursprung-Qi* das gesamte Weltall. Es zündete die biologische Evolution und treibt diese voran. Kein Lebensprozeß ist hiernach ohne Qi vorstellbar.

Diese Theorie liefert die Erklärung, wie aus der Summe der Einzelteile, d. h. den Zang-Fu-Organen, den Sinnesorganen und den verschiedenen Körpergeweben schließlich eine lebendige, funktionstüchtige Einheit wird.

Die Vitalkraft oder Lebensenergie Qi ist eine ganz entscheidende Größe im traditionellen chinesischen Naturverständnis. Auch unsere Wissenschaftstradition glaubte lange Zeit an die Existenz einer solchen Vitalkraft, bis schließlich der berühmte Physiker, Arzt und Physiologe *Helmholtz* (1821-1894) diese Vorstellung nach seiner bahnbrechenden Entdeckung von der Erregbarkeit der Nervenzellen endgültig als überholt erklärte.

Im menschlichen Körper erscheint Qi in verschiedenen Formen. Mit dem *Erb-Qi* (Yuan-Qi) besitzt jedes Individuum eine gewisse Mitgift an ererbter Vitalkraft. Diese wird im individuellen Leben angereichert mit Qi aus der Nahrung, *Nahrungs-Qi* (Gu-Qi), die ihrem Charakter nach als Yin-Qi bezeichnet wird (von unten, aus der Erde stammend, daher Yin), und durch *Atmungs-Qi,*

---

[1] Die Milz wird hier also als ein Verdauungsorgan aufgefaßt, und die Nieren sind fälschlich im kleinen Becken lokalisiert, was nur ausnahmsweise einmal vorkommt.

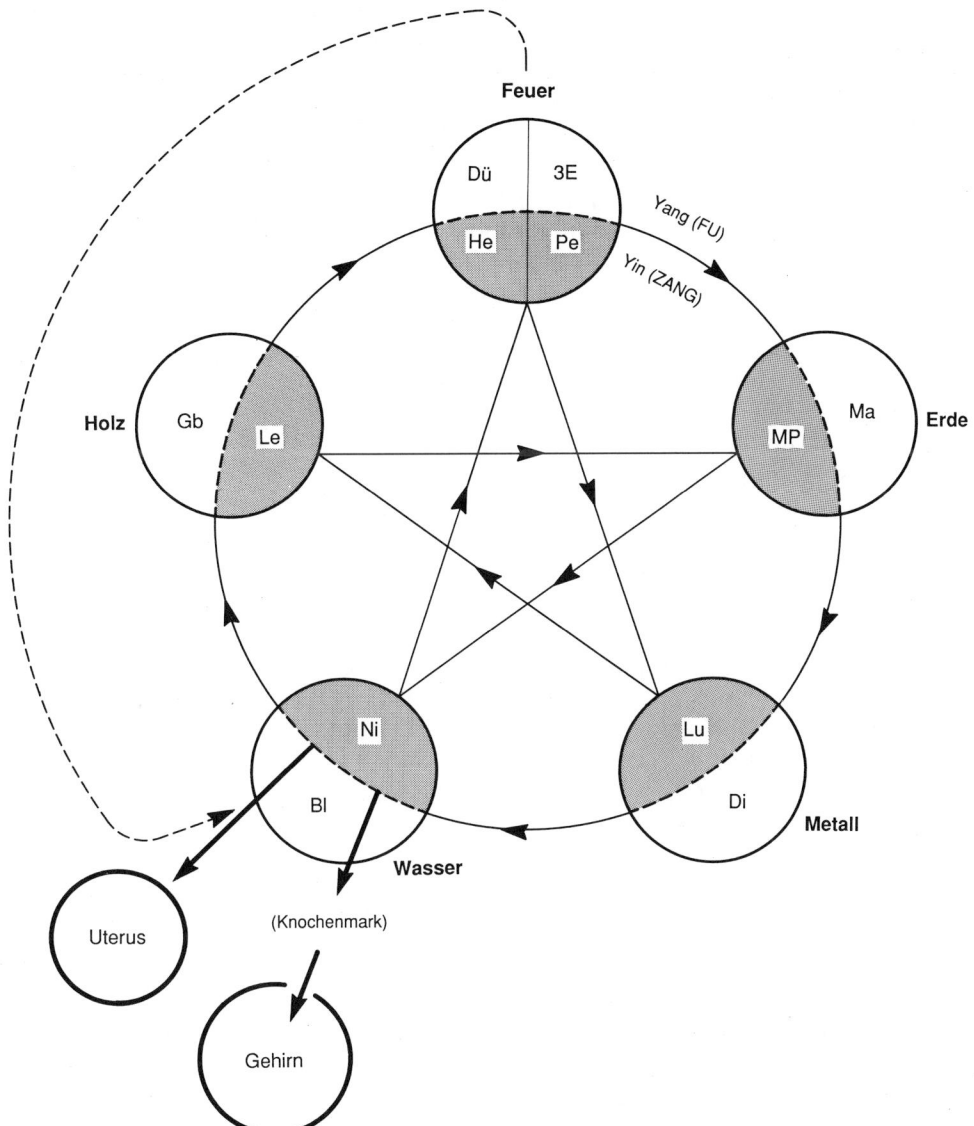

Abb. 3   Die chinesische Organlehre, abgeleitet von der Yin-Yang-Lehre und der Fünf-Elementen-Lehre. Uterus und Gehirn gelten als Sonderorgane, die von der Niere abstammen sollen.

die als Kong-Qi bzw. als Yang-Qi verstanden wird (von oben, vom Himmel kommend, daher Yang). Erb-Qi, Nahrungs-Qi und Atmungs-Qi bilden zusammen das *Grund-Qi*, die Grundausstattung des Individuums mit Qi. Abgeleitet von Beobachtungen in der Natur, wo Flüsse und Kanäle das Land durchziehen und fruchtbar machen, postulierte man eigene Kommunikationswege für diese Vitalkraft Qi auch im menschlichen Körper, sog. Qi-Kanäle. In Europa bürgerte sich hierfür der Begriff *Meridiane* ein, in Analogie zu den Längengraden, die sich vom Nordpol bis zum Südpol über die Erdkugel erstrecken. Entlang dieser Meridiane kreist nun die Vitalkraft in einem regelmäßigen Turnus. So werden die an dieses Kanalnetz angeschlossenen Organe und Gewebe mit der nötigen Lebensenergie versorgt und die einzelnen Teile zu einer funktionellen Einheit verbunden.

Das klassische System der Meridiane besteht aus

— 12 Hauptmeridianen
— 8 Sondermeridianen
— Kollateralgefäßen (kleinere Aufzweigungen der Meridiane bzw. Begleitmeridiane)
— Muskelleitbahnen (auch »tendomuskuläre Meridiane« genannt).

Die *12 Hauptmeridiane* sind paarig angeordnet und bilden ein in sich geschlossenes imaginäres Kanalsystem, entlang welchem die Vitalkraft innerhalb von 24 Stunden insgesamt drei Umläufe vollzieht, nach dem Schema Thorax ——> Hand ——> Thorax ——> Kopf ——> Thorax ——> Fuß ——> Thorax usw. (*Abb. 4*).

Dabei nimmt sie folgenden Weg durch die Hauptmeridiane:

Erster Zyklus:
    1. Lungen-Meridian (Lu)   Yin
    2. Dickdarm-Meridian (Di)   Yang
    3. Magen-Meridian (Ma)   Yang
    4. Milz-Pankreas-Meridian (MP)   Yin

Zweiter Zyklus:
    5. Herz-Meridian (He)   Yin
    6. Dünndarm-Meridian (Dü)   Yang
    7. Harnblasen-Meridian (Bl)   Yang
    8. Nieren-Meridian (Ni)   Yin

Dritter Zyklus:
    9. Perikard-Meridian (Pe)   Yin
   10. Die Drei Erwärmer (3E)   Yang
   11. Gallenblasen-Meridian (Gb)   Yang
   12. Leber-Meridian (Le)   Yin

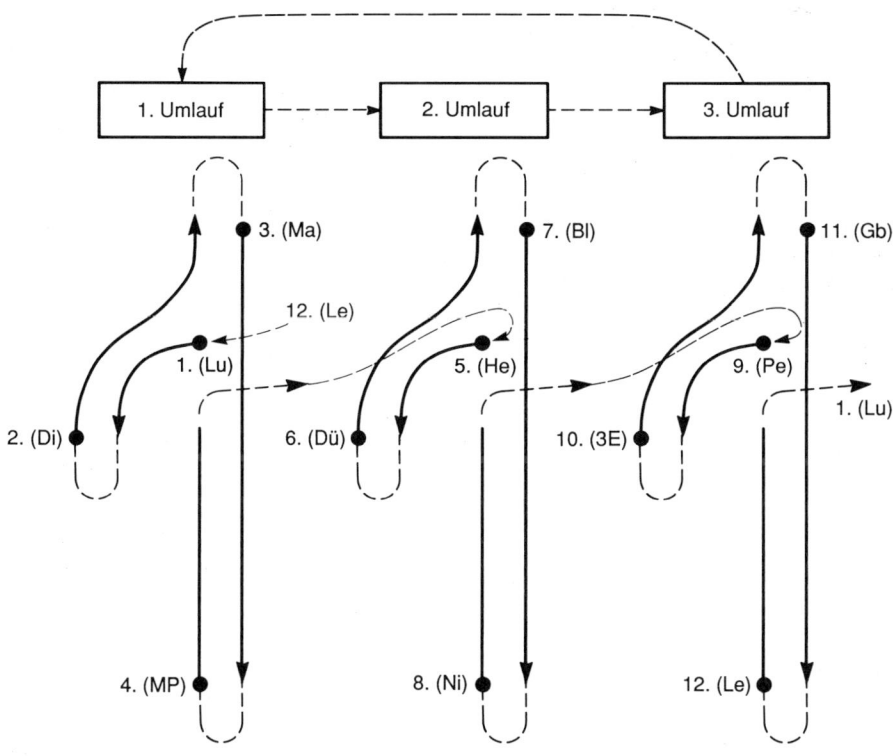

Abb. 4   Die drei Umläufe der Vitalkraft Qi auf dem Wege der 12 Hauptmeridiane im 24-Stunden-Rhythmus (modifiziert nach *Kampik* 1988)

Diejenigen Meridiane, die den Yin- bzw. Zang-Organen zugehörig sind, verlaufen auf der Yin-Seite des Körpers: an den Extremitäten innen, am Rumpf ventral. Hierzu gehören:

— der Lungen-Meridian,
— der Milz-Pankreas-Meridian,
— der Herz-Meridian,
— der Perikard-Meridian,
— der Nieren-Meridian sowie
— der Leber-Meridian.

Dementsprechend verlaufen jene Meridiane, die den Yang bzw. Fu-Organen zugeordnet sind, (mit Ausnahme des Magen-Meridians) auf der Yang-Seite des Körpers: an den Extremitäten außen und am Rumpf dorsal bzw. lateral. Hierzu zählen:

— der Dickdarm-Meridian,
— der Magen-Meridian,
— der Dünndarm-Meridian,
— der Blasen-Meridian,
— der Dreifache Erwärmer sowie
— der Gallenblasen-Meridian.

Die überlieferten Meridianverläufe an der Haut stellen lediglich den oberflächlichen Anteil dieser Energiekanäle dar. Zu ihnen gehört immer auch ein
tiefer, in das Körperinnere eindringender Anteil, der die Verbindung zu den
zugehörigen Organen sowie zu den Sinnesorganen und Körpergeweben her-
stellt. Der Verlauf dieser tiefen Meridiananteile ist nicht in allen Einzelheiten
genau festgelegt, ähnlich den verborgenen tiefen Wasseradern von Flüssen in
der Natur.
Die jeweils aufeinanderfolgende Meridianpaare bilden als »gekoppelte Meridiane« zusammen mit den zugehörigen inneren Organen eine besondere funktionelle Untereinheit, bestehend aus je einem Yin- und einem Yang-Meridian
(z.B. Lunge und Dickdarm, Magen und Milz-Pankreas, Herz und Dünndarm,
Blase und Niere). Sie verlaufen an den Extremitäten annähernd parallel, aber
gegenläufig, und verfügen über Querverbindungen, die *Luo*-Verbindungen
zwischen den Durchgangspunkten und Quellenpunkten, die therapeutisch
zum Energieausgleich genützt werden können. (*Abb. 5*).

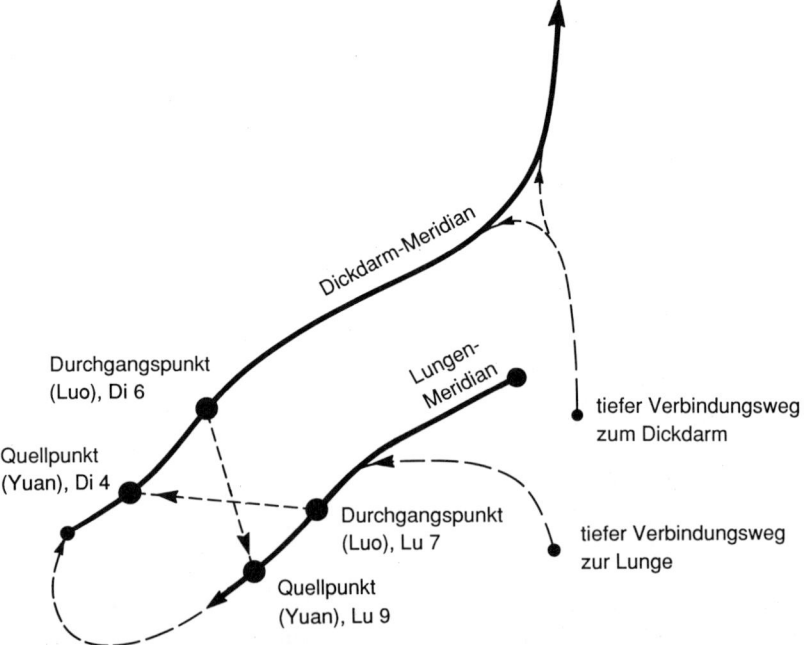

Abb. 5 Die funktionelle Einheit der »gekoppelten« Meridiane am Beispiel von
Lunge- und Dickdarm-Meridian

Aus der Vorstellung, daß die Vitalkraft Qi nach einem regelmäßigen Turnus entlang dieser Hauptwege kreist, entstand die Vorstellung von der »Organ-Uhr« (*Abb. 6*).

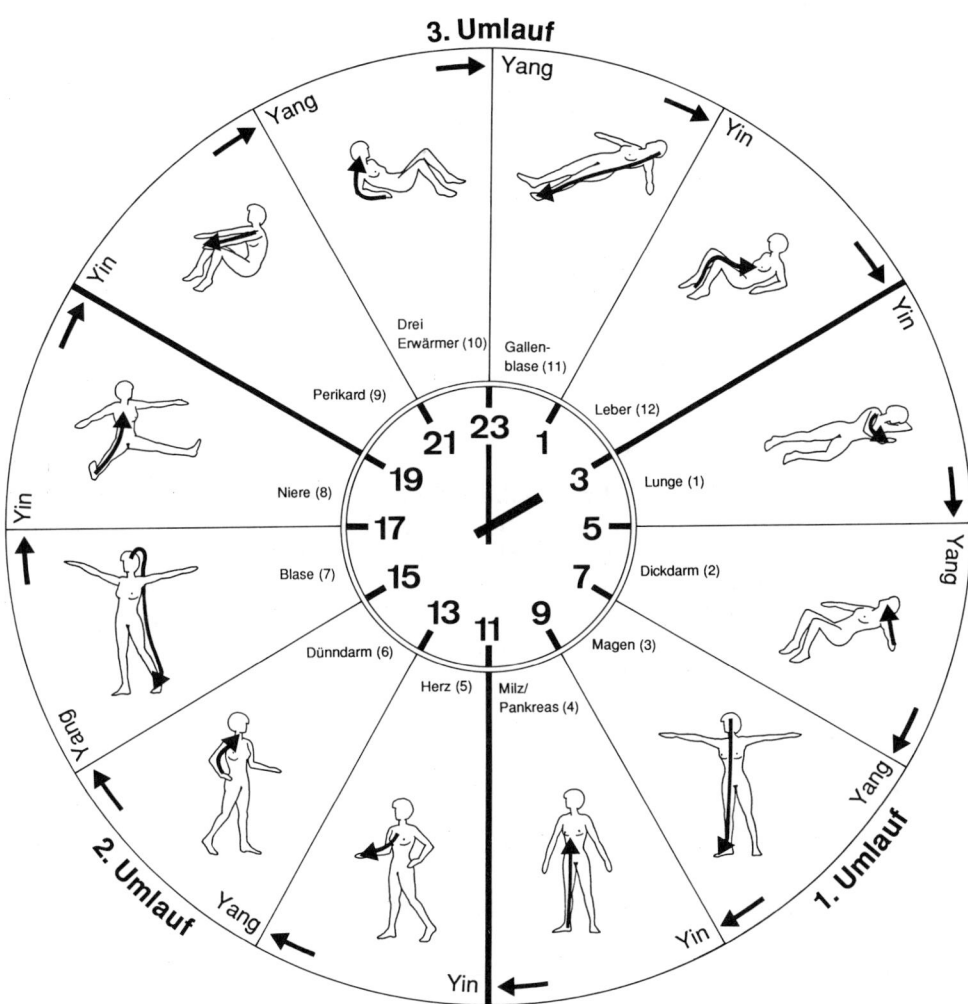

Abb. 6   Qi-Umlauf durch die Hauptmeridiane im 24-Stunden-Rhythmus (»Organ-Uhr«)

Die zwölf Hauptmeridiane werden ergänzt durch die 8 Sondermeridiane, die hier lediglich erwähnt werden sollen:

— *Du Mai* oder *Lenkergefäß* (LG); zur Kontrolle aller Yang-Funktionen (in der Mittellinie dorsal vom Steißbein bis zum Kopf aufsteigend);
— *Ren Mai* oder *Konzeptionsgefäß* (KG); zur Koordination aller Yin-Funktionen (in der Mittellinie ventral vom Damm bis zum Kopf aufsteigend);
— *Chong Mai* (Lebens-Meridian); er kommuniziert mit allen anderen Meridianen;
— *Dai Mai* (Gürtel-Meridian); bindet alle polar verlaufenden Meridiane zu einer funktionellen Einheit zusammen;
— *Yangqiao* und
— *Yinqiao;* »Qiao« heißt »Ferse« und ist das chinesische Symbol für Bewegungskraft: die Qiao-Sondermeridiane verleihen dem Körper die motorische Spannkraft;
— *Yangwei* und
— *Yinwei;* »Wei« heißt hier »Verbindung«, gemeint ist zwischen allen Yin- bzw. Yang-Meridianen.[1]

Von diesen acht Sondermeridianen erlangten nur das Lenkergefäß und das Konzeptionsgefäß größere praktische Bedeutung, zumal sie die einzigen Sondermeridiane sind, denen eigene Akupunkturpunkte zugeordnet wurden.

Die chinesische Krankheitslehre

Traditionelle Lehre von den Krankheitsursachen. Neben manchen Besonderheiten und Merkwürdigkeiten enthält die traditionelle chinesische Lehre von den Krankheitsursachen auch solche Elemente, die uns überraschend modern anmuten. So glaubten die alten chinesischen Ärzte, daß für jede Krankheit ganz bestimmte pathogenetische Faktoren verantwortlich seien, denen ein »anti-pathogenetisches *Qi*« oder »*Wei Qi*«, d. h. die körpereigene Abwehrkraft entgegenwirkt, um das Individuum gegen diese krankmachenden Faktoren zu verteidigen. Erst wenn die Kapazität dieses »Wei Qi« (Abwehr-*Qi*) erschöpft ist, kommt es zur Krankheit.

Zu den *äußeren pathogenetischen Faktoren* zählen nach traditionellem Verständnis: Wind, Kälte, Sommerwärme, Feuchtigkeit, Trockenheit und Hitze.
Als *Innere (seelische) pathogenetische Faktoren* galten Freude, Ärger, Melancholie, Nachdenklichkeit, Trauer, Angst und Schrecken.

---

[1] Nicht zu verwechseln mit Wei gleich Magen, wie in dem gleichlautenden Ohrakupunkturpunkt (Nr. 87). Der Chinese unterscheidet gleichscheinende Silben, die in der internationalen Pinyin-Umschrift identisch scheinen, am unterschiedlich gesungenen »Ton«, was bei Europäern oft zu Verwechslungen führt. (Siehe auch S. 141)

Dies mag auf den ersten Blick etwas befremden. Die genannten seelischen Zustände werden zunächst als völlig normal und zu einem gesunden seelischen Haushalt gehörig betrachtet. Erst ein Übermaß von ihnen, mitunter auch ein Mangel, macht sie zu einem krankmachenden Faktor, so z. B. unangemessene Freude, oder Grübelei statt Nachdenklichkeit.

Darüberhinaus kennt die traditionelle Lehre einige *weitere pathogenetische Faktoren:*

— falsche Ernährung (zu viel, zu wenig, oder qualitativ schlechte Ernährung),
— Stress, Überbelastung, aber auch Mangel an körperlicher Bewegung,
— Trauma sowie
— Stagnation von Blut und Phlegma (Schleim).

Traditionelle Diagnostik. Auf den ersten Blick sind die traditionellen diagnostischen Grundtechniken der alten chinesischen Ärzte denen westlicher Ärzte sehr ähnlich.

Die Hauptelemente der traditionellen diagnostischen Grundtechniken sind Inspektion, Auskultation, Anamnese und Palpation.

Die *Inspektion* (Betrachten des Patienten) verschaffte anhand des äußeren Erscheinungsbildes, wie Haltung, Bewegung, Gesichtsausdruck, einen ersten allgemeinen Eindruck vom Patienten. Besonderes Augenmerk galt hierbei auch der Beurteilung der Zunge. Vom Aussehen bestimmter Regionen des Zungenrückens schloß man auf das jeweils erkrankte Organsystem, entsprechend einer überlieferten Diagnostikkarte, die landkartenartig verschiedene Areale der Zunge mit den entsprechenden Zang-Fu-Organen in Verbindung brachte. Auch von der Beschaffenheit der Augen leitete man weitreichende diagnostische Schlüsse ab, wobei es verschiedene Beurteilungssysteme gab. Ein Beispiel hierfür, die Augendiagnostik nach der Fünf-Scheiben-Lehre, ist in *Abb. 7* dargestellt. Ein weiteres System ging von der Acht-Deuter-Lehre aus und kam teilweise zu ganz anderen Interpretationen der einzelnen diagnostischen Felder.

Darauf erfolgten *Auskultation* (Abhören) und *Olfaktion* (Prüfung mit dem Geruchsinn), dann erst *Anamnese* (Erheben der Krankengeschichte) und *Palpation* (Abtasten).

Die Palpation wurde keineswegs systematisch auf alle betroffenen Abschnitte des Körpers in unserem heutigen Sinne angewendet. Vielmehr konzentrierte sich das Hauptinteresse vor allem auf die Beurteilung der Pulse, besonders der leicht zugänglichen Radialispulse am Handgelenk, von wo aus man den funktionellen Zustand des gesamten Meridiansystems und der zugehörigen Organe zuverlässig zu erkennen glaubte. Außerdem palpierte man die Meridianverläufe und die dort liegenden Akupunkturpunkte.

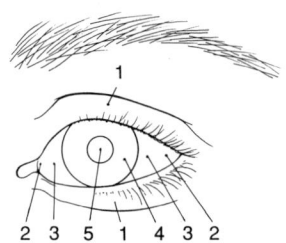

1	Fleisch-Scheibe	: Beziehung zu Milz und Bindegewebe
2	Xue (Blut)-Scheibe	: Beziehung zu Herz und Blut (Xue)
3	Qi - Scheibe	: Beziehung zu Lunge und Qi
4	Wind - Scheibe	: Beziehung zu Leber, Sehnen und Muskeln
5	Wasser -Scheibe	: Beziehung zu Niere und Knochen

Abb. 7   Traditionelle Augendiagnostik-Tafel nach der Fünf-Scheiben-Lehre

Gerade die Pulsdiagnostik wurde im Laufe der Zeit zu einer hohen Kunst ausgebaut. Der erfahrene Diagnostiker glaubte, von der Lokalisation bestimmter Pulsqualitäten auf den Funktionzustand aller Organsysteme und ihre wechselseitige energetische Beziehung schließen zu können.
An beiden Radialispulsen (rechts und links) wurden jeweils drei nebeneinanderliegende diagnostische Zonen postuliert (Cun, Guan und Chi), zusammen also sechs Zonen. Außerdem wurde zwischen einem oberflächlichen und einem tiefen Puls unterschieden, was somit bereits zwölf diagnostische Positionen ergab. Anhand der verschiedenen Pulsqualitäten an jeder dieser Stellen wurde der Zustand der Zang-Fu-Organe und ihrer Meridiane berurteilt, jeweils in ihrer Entsprechung zu den fünf Elementen, und danach der therapeutische Plan abgestimmt. Da diese Kunst heute nur noch selten praktiziert wird, soll hier auf eine detailliertere Darstellung der chinesischen Pulsdiagnostik bewußt verzichtet werden.
Schließlich enthält die traditionelle Lehre auch ein eigenes System, nach dem die Fülle der Krankheitserscheinungen in überschaubare Krankheitsgruppen und Syndrome differenziert wird.

Die Krankheitssyndrome. Die alten chinesischen Ärzte kannten keine Diagnosen in unserem Sinn. Sie ordneten die Vielzahl der Krankheitsbilder in eine Art differentialdiagnostischen Raster ein, in dem alle ihnen relevant erscheinenden Gesichtspunkte berücksichtigt wurden.

> Die Differenzierung erfolgte
> — anhand der »Acht Prinzipien«
> — anhand der vermutlich betroffenen Organsysteme, aufgeteilt in Zang- und Fu-Organe, sowie
> — anhand der betroffenen Meridiane.

Bei der Differenzierung gemäß den Acht Prinzipien ging man anhand eines Fragenkatalogs vor, der wie eine moderne Checkliste gehandhabt wurde.

Fragenkatalog nach den Acht Prinzipien

von außen bedingt? (externe Störung)	von innen bedingt? (interne Störung)
durch Kälte bedingt? (Krankheiten vom Kältetyp)	durch Hitze bedingt? (Krankheiten vom Hitzetyp)
durch Mangel bedingt? (Krankheiten vom Leere-Typ)	durch Überfluß bedingt? (Krankheiten vom Fülle-Typ)
Erkrankung vom Yin-Typ?	Erkrankung vom Yang-Typ?

Die Akupunkturpunkte

Nach alter chinesischer Lehre weisen die 12 Hauptmeridiane und die beiden ersten Sondermeridiane (Lenkergefäß und Konzeptionsgefäß) in ihrem oberflächlichen Verlauf besondere Punkte auf, über die die Vitalkraft Qi therapeutisch beeinflußt werden kann.

Diese Punkte nannten sie *Shu Xue,* wobei *Shu* »beeinflussen«, »induzieren« bedeutet und *Xue* »Öffnung« oder »Vertiefung« heißt. An diesen Stellen glaubte man, ähnlich wie an einem Schleusenwerk, den gestörten Qi-Durchfluß korrigieren und so das gestörte harmonische Gleichgewicht der Kräfte im Körperhaushalt des Patienten wiederherstellen zu können.

Traditionelle Systematik. Im Laufe der Zeit kamen durch praktische klinische Erfahrung weitere Punkte hinzu, die offensichtlich keine direkte Beziehung zu den postulierten Energiekanälen von Qi, den Meridianen, hatten. So entwickelte sich schließlich die folgende Systematik der Akupunkturpunkte:
die **Meridian-Punkte,** insgesamt 361 Punkte, die auf den 12 Hauptmeridianen und auf den beiden ersten Sondermeridianen (Lenkergefäß und Konzeptionsgefäß) liegen (in paariger Anordnung jeweils auf beide Körperhälften verteilt).
die **Punkte außerhalb der Meridiane (PaM)** oder **Extra-Punkte (Ex.)**; insgesamt sind über 280 solcher Punkte in die offizielle Liste anerkannter Akupunkturpunkte aufgenommen, wobei die jüngsten auch als »Neu-Punkte« bezeichnet werden;
die **Ah-Shi-Punkte,** die schon von alters her bekannt waren; dies sind individuelle Punkte besonderer Sensibilität, die von kooperativen Patienten spontan angegeben werden, wenn der Therapeut eine Körperregion auf der Suche nach potentiellen Akupunkturpunkten abtastet. »Ah-Shi« bedeutet »Da ist es!«;

die **Ohrakupunkturpunkte,** sie bilden ein in sich geschlossenes System von heute über 200 Punkten im Bereich der Ohrmuschel, die eine spätere Ausweitung des klassischen Systems darstellen. Ursprünglich fanden nur wenige Ohrpunkte in China Verwendung, die mit den heute verwendeten Punkten nicht übereinstimmen. Das gegenwärtige System geht vor allem auf *Nogier* (Frankreich) zurück, der in den 50er Jahren unseres Jahrhunderts das System der Ohrakupunktur ausbaute. Zugrundegelegt wurde von ihm die Vorstellung, daß das äußere Ohr eine besondere topographische Beziehung zum gesamten Körper des Menschen habe (Somatotopie), ähnlich dem Homunkulus an der vorderen Zentralwindung des Großhirns. Die Ohrmuschel wurde mit einem auf dem Kopf stehenden Feten verglichen; das Ohrläppchen entspricht z. B. dem Kopf, die Helix der Wirbelsäule, usw.

Die scheinbare Schlüssigkeit dieses Systems wirkte derart überzeugend, daß es in das traditionelle chinesische Punktesystem integriert wurde und die ursprünglichen chinesischen Ohrpunkte verdrängte. Dies ist insofern erstaunlich, als ansonsten die alten traditionellen Punkte der Meridiane in Lokalisation und Bedeutung unangefochten seit den Tagen des *Huangdi Nei Jing* bis heute beibehalten wurden. Geringe Abweichungen verschiedener Schulen sind häufiger auf Abschreibefehler zurückzuführen als auf unterschiedliche Lehrmeinungen.

Die **Areale der Schädelakupunktur** seien hier nur der Vollständigkeit halber erwähnt. Es handelt sich um eine moderne Erweiterung durch chinesische Neurochirurgen in den 70er Jahren, die ein System von 15 Arealen auf der Kopfhaut einführten, deren Wirkung von ihrer engen Beziehung zu den Windungen der Großhirnrinde abgeleitet wird. Als Beispiel für dieses Akupunktursystem ist in *Abb. 8* die Genitalzone dargestellt, die gelegentlich für geburtshilflich-gynäkologische Indikationen Verwendung findet. Die Anwendung dieses neuzeitigen Systems blieb aber bisher wegen seiner größeren Schmerzhaftigkeit auf einige wenige Spezialindikationen beschränkt: therapieresistente Fälle, Operationsanalgesie und experimentelle Akupunktur. Erstaunliche Erfolge der Schädelakupunktur werden vor allem auf dem Gebiet der Rehabilitation vom Hemiplegikern berichtet.

Arten der Akupunkturpunkte. Grundsätzlich kann das erwünschte De Qi-Gefühl (*s. S. 45*) von jedem der zahlreichen Akupunkturpunkte aus provoziert werden. Insofern ist es auch möglich, von jedem dieser Punkte aus auf den gestörten Energiestrom Qi durch die Manipulation mit Nadel oder Moxa regulierend einzuwirken. Dennoch kommt jedem einzelnen Punkt ein ganz besonderer therapeutischer Stellenwert im Gefüge des Körperhaushaltes zu, der bei der Auswahl der Punkte berücksichtigt werden muß.

Die vielen zur Verfügung stehenden Punkte unterscheiden sich durch die

— *topographische Beziehung* zum Krankheitsherd (Fernpunkte, Nahpunkte, usw.) bzw. zum System der Meridiane (auf den Meridianen oder außerhalb derselben)

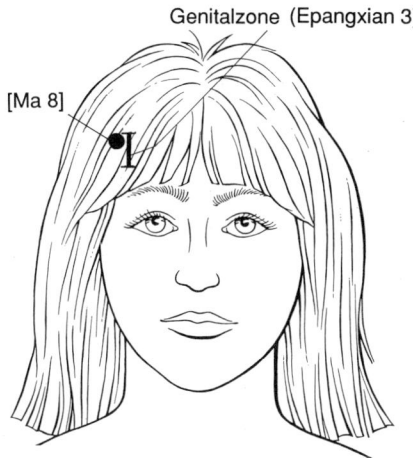

Genitalzone (Epangxian 3)

[Ma 8]

Abb. 8   Die Genitalzone (Epangxian 3) als Beispiel für das neue System der Schädelakupunktur.
Lokalisation: beginnt 0,5 Cun medial von Touwei (Ma. 8) und erstreckt sich von hier
aus 1 Cun nach kaudal. (Cun = chin. Körpermaß, vgl. Abb. 10).

— *funktionelle Beziehung* zum Meridiansystem bzw. zum Energiehaushalt
  des Körpers. Einer Reihe von Punkten, den *spezifischen Punkten,* wurden
  ganz besondere Wirkungen zugeschrieben (*s. u.*);
— Fähigkeit, gegen bestimmte Symptome besonders wirkungsvoll zu sein; in
  dieser Hinsicht hervortretende Punkte werden *symptomatische Punkte* genannt;
— Eigenschaft mancher Punkte, dem Patienten selber als geeignete Akupunkturpunkte aufzufallen; dies sind die *Ah-Shi-* oder *individuellen
  Punkte.*

Insgesamt kennt die traditionelle chinesische Medizin 13 Kategorien *spezifischer Punkte,* deren Wirkung von den überlieferten Lehren abgeleitet wird.
Die wichtigsten von ihnen seien hier kurz erläutert.

Die **Quell- (Yuan-)Punkte** sind gleichsam die Quelle des Qi; durch ihre Behandlung kann Energie vom gekoppelten Meridian herbeigeführt werden.
Die **Durchgangs- (Luo-)Punkte** stellen umgekehrt Energieabflußpunkte zum
jeweils gekoppelten Meridian dar, durch welche die überschüssige Energie
abgegeben werden kann. Die Verbindung »Luo ——⟶ Yuan« wird auch
»Luo-Verbindung« genannt.
Die **Fünf-Elemente- (Shu-)Punkte** sind den Elementen (Holz, Feuer, Erde,
Metall, Wasser) zugeordnet und können das mit dem jeweiligen Element as-
soziierte Organ bzw. dessen Meridian nach Bedarf stärken oder abschwächen.

An den **Akut- (Xi-)Punkten** soll sich die Energie eines Meridians und des zugehörigen Organsystems im Falle einer akuten Krankheit ansammeln und kann von hier aus mobilisiert werden. »Xi« bedeutet Spalt oder Zwischenraum.

Den **Acht Meisterpunkten** wird eine besondere Wirkung auf bestimmte Organsysteme zugeschrieben (*s. Tab. 3, Abb.9*).

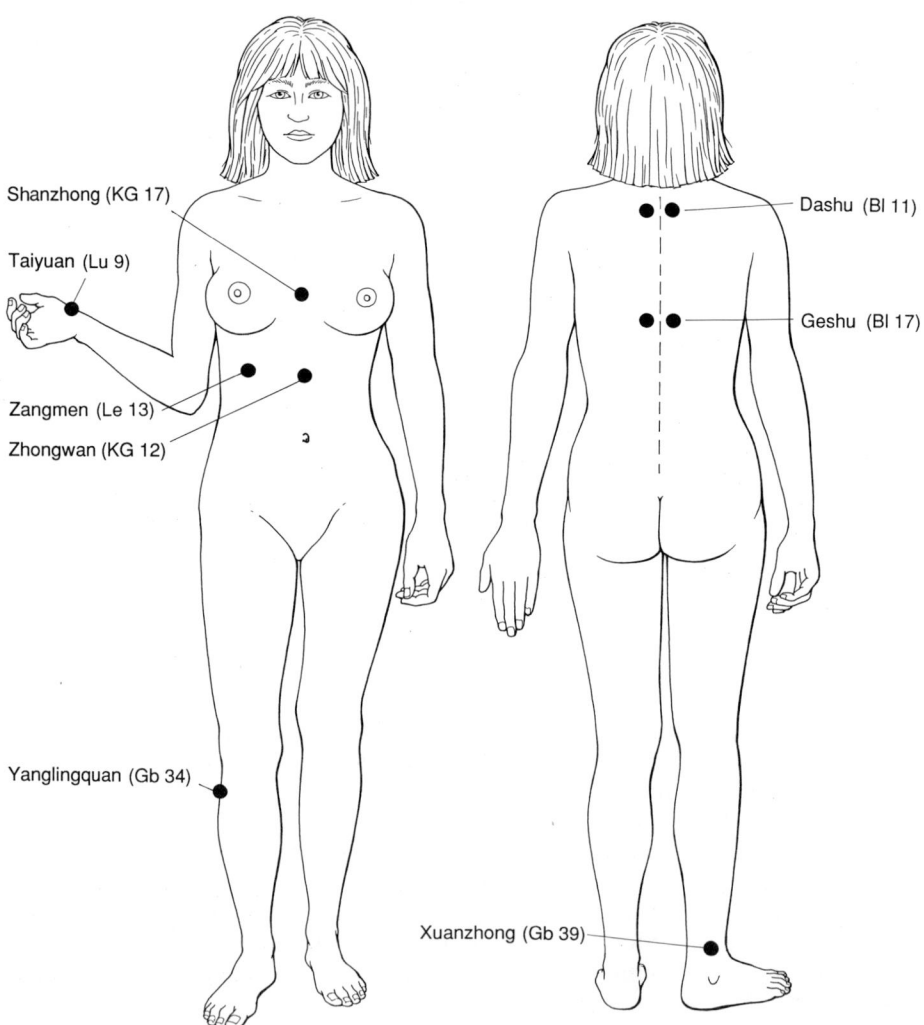

Abb. 9   Die Acht Meisterpunkte. Genaue Lokalisation s. S. 131 ff

Tabelle 3	**Die Acht Meisterpunkte** (Influential Points)
1. Shanzhong (KG 17)	Meisterpunkt der Atmungsorgane
2. Dashu (Bl 11)	Meisterpunkt von Knochen- und Knorpelgewebe
3. Geshu (Bl 17)	Meisterpunkt des Blutsystems
4. Zhongwan (KG 12)	Meisterpunkt der Fu-Organe (Magen, Darm, Blase und Gallenblase)
5. Zangmen (Le 13)	Meisterpunkt der Zang-Organe (Herz, Lunge, Perikard, Niere, Milz, Pankreas, Leber)
6. Tainyuan (Lu 9)	Meisterpunkt des Gefäßsystems
7. Yanglingquan (Gb 34)	Meisterpunkt für Muskeln und Sehnen
8. Xuanzhong (Gb 39)	Meisterpunkt des Knochenmarks)

Kreuzungspunkte sind Schnittpunkte mehrerer Meridiane; sie galten als besonders effektiv; klassisches Beispiel ist der Punkt MP 6 (Sanyinjiao), der Kreuzungspunkt von drei Yin-Meridianen (dreimal weibliches Prinzip!), was diesen Punkt für alle gynäkologisch-geburtshilflichen Indikationen besonders prädisponiert erscheinen läßt.

Durch *Zustimmungs- (Shu-)Punkte* läßt sich Lebensenergie Qi zu den zugehörigen Organen hin transportieren (»Shu« bedeutet befördern, transportieren). Sie liegen beiderseits entlang der Wirbelsäule auf dem Blasenmeridian, entsprechend den Segmenten des Rückenmarks, jeweils 1,5 Cun[1] seitlich von der dorsalen Mittellinie.

Alarm- (Mu-)Punkte (auf der Bauchseite) werden bei Erkrankungen innerer Organe oft besonders druck- oder berührungsempfindlich, daher *Alarm*punkte.

Tonisierungspunkte: Jeder Meridian hat seinen eigenen Tonisierungspunkt; es ist jener Fünf-Elemente-Punkt, der seinem »Mutter-Element«, dem Element des im Energiekreislauf vorausgehenden Meridians, entspricht.

Sedierungspunkt ist jener Fünf-Elemente-Punkt, der dem Element des nachfolgenden Meridians, dem »Sohn-Element« entspricht. Die Wirkungsweise der Tonisierungspunkte und Sedierungspunkte wird auch als »Mutter-Sohn-Regel« bezeichnet. (»*Mutterfunktion*« ist immer »gebend«, »*Sohnfunktion*« dagegen »nehmend«)

Um mit der Vielzahl dieser spezifischen Punkte leichter umgehen zu können, wurden Selektionshilfen nach Art eines Rechenschiebers entwickelt, mit de-

---

[1] Chinesischer Körperzoll; 1 Cun entspricht der Daumenbreite des Patienten bzw. der Länge des mittleren Gliedes seines Mittelfingers, von den beiden Endpunkten der Beugefalten aus gerechnet.
Untereinheit ist 1 Fen (1 Fen = 0,1 Cun). Vgl. hierzu *Abb. 11.*

ren Hilfe die gewünschten Punkte in einer speziellen Situation bequem abgelesen werden können.

In neuerer Zeit haben solche »spezifische« Punkte, die sich durch eine besondere klinische Wirkung auszeichnen, gegenüber den traditionellen spezifischen Punkten an Bedeutung gewonnen. Sie werden von manchen Autoren z. T. auch *symptomatische Punkte* genannt (*s. Abb. 10, Tab. 4*). Zu unterscheiden sind hier vor allem — Sedativpunkte

— Schmerzpunkte

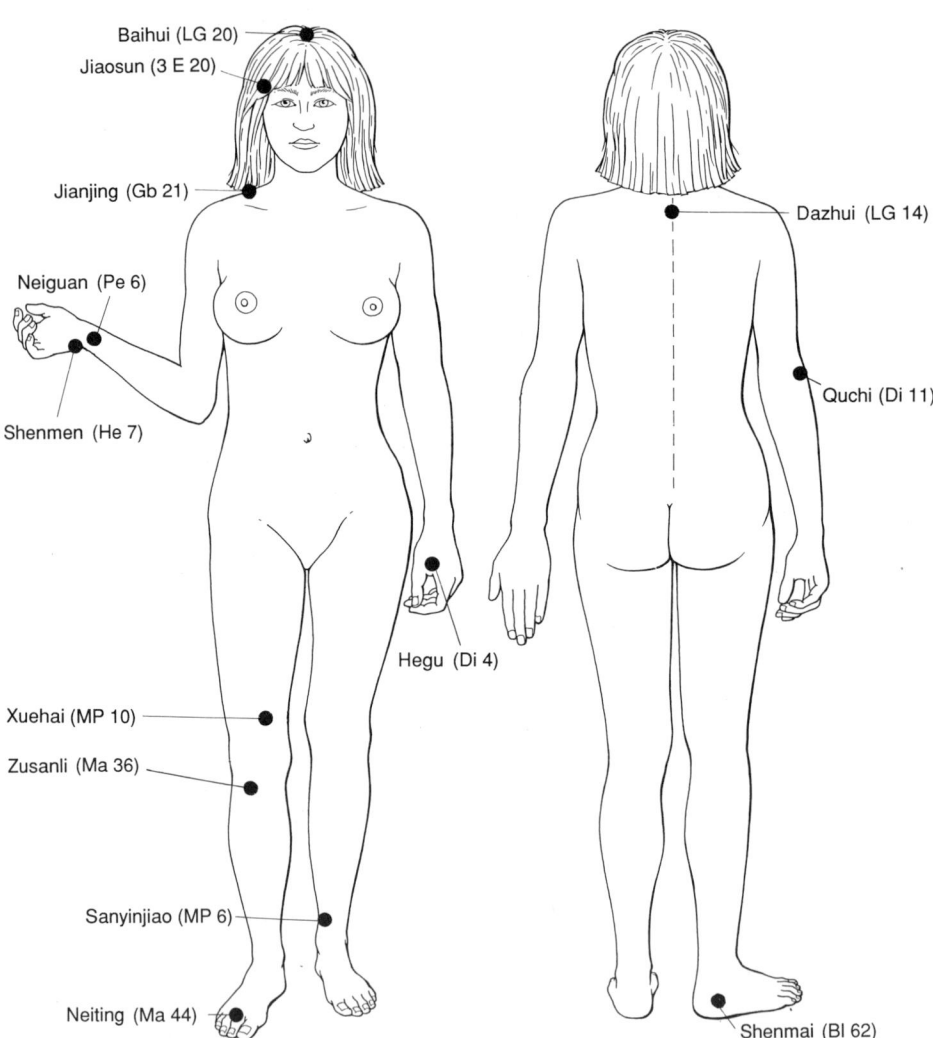

Abb. 10   Die wichtigsten symptomatischen Punkte. Genaue Lokalisation s. S. 131 ff

— homöostatische Punkte
— immunstimulierende Punkte sowie
— endokrin wirksame Punkte.

Tabelle 4   Die wichtigsten symptomatischen Punkte

Schmerzpunkte	Hegu (Di. 4) Neiting (Ma. 44)
Sedierende Punkte	Baihui (LG 20) Shenmen (He. 7 und Ohrpunkt Nr. 55) Neiguan (Pe. 6) Shenmai (Bl. 62)
Homöostasefördernde Punkte	Quchi (Di. 11) Zusanli (Ma. 36) Sanyinjiao (MP 6)
Immunstimulierende Punkte	Quchi (Di. 11) Xuenhai (MP 10) Sanyinjiao (MP 6)
Endokrin wirksame Punkte	Jianjing (Gb. 21) Jiaosun (3E 20)

Maßeinheit ist das chinesische Körpermaß »Cun«, *Tschun* (oder *Tschün*) gesprochen *(Abb. 11)*.

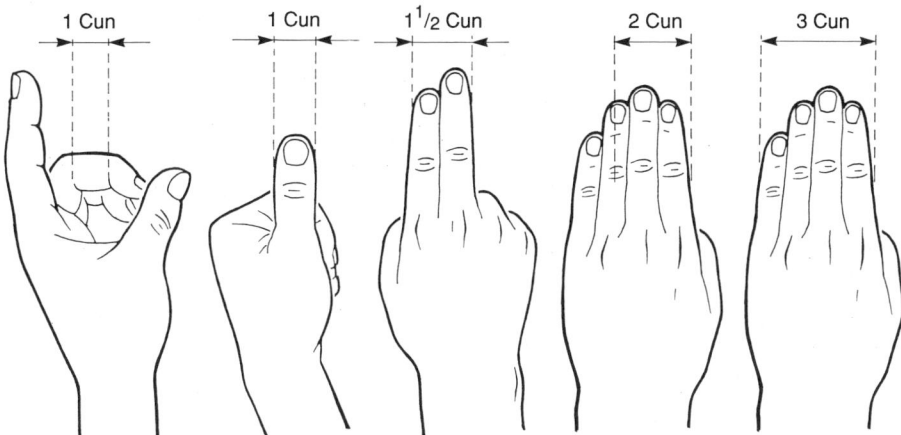

Abb. 11   Das Cun
1 Cun ≙ 10 Fen, 2 Cun ≙ 2½ Querfinger der Patientin, 5 Cun ≙ 6½ Querfinger
(nach Kampik, Propädeutik der Akupunktur, Hippokrates Stuttgart 1988)

Traditionelle Methodenlehre der Akupunktur- und Moxibustionsbehandlung

Die kunstgerechte Behandlung der Akupunkturpunkte besteht zum einen in der *Akupunktur,* dem Einstechen feiner Nadeln an diesen Stellen, zum anderen in der *Moxibustion,* dem Aufwärmen dieser Punkte mit brennendem Moxakraut. Welches der beiden Verfahren jeweils bevorzugt wird, ergibt sich meist aus der Art der zu behandelnden Erkrankung, hängt aber auch von der jeweiligen klinischen Erfahrung ab.

Technik des Akupunktierens. Hier sind gemäß der traditionellen Lehre zwei Gesichtspunkte getrennt zu beachten:

— das kunstgerechte *Einführen der Nadel,* möglichst mit Auslösen eines De Qi-Gefühls (*s. u.*)
— die geeignete *Manipulation der eingeführten Nadel,* um damit die erforderliche Korrektur des gestörten Qi-Flusses zu erzielen.

Für das richtige Einführen der Nadel galten genaue Vorschriften bezüglich Stichrichtung und Einstichtiefe, die für jeden einzelnen Punkt genau festgelegt wurden. Bestimmend für diese Vorschriften waren nicht so sehr topographisch-anatomische Erwägungen. Exakte Kenntnisse dieser Art standen den alten chinesischen Ärzten nicht zur Verfügung und spielten bei ihren Überlegungen auch nur eine geringe Rolle. Entscheidend waren vielmehr die Vorstellungen über den gedachten Verlauf und die vermutete Tiefe des Qi-Stromes, in den man regulierend eingreifen wollte.
Nach korrekter Einführung der Nadel sollte sich im Idealfall das sog. De Qi-Gefühl einstellen. »De Qi« heißt »die Energie strömt«. Gemeint ist damit eine komplexe Empfindung, die aus einer Mischung von leichtem Wundgefühl, Taubheitsgefühl, Wärme, Schwellungsgefühl und Schwere zusammengesetzt ist, wobei sich diese Empfindung gelegentlich typischerweise entlang dem betroffenen Meridianverlauf langsam auszubreiten scheint. Letzteres Zeichen wird neuerdings als »Propagated Sensation along Channels« (PSC) bezeichnet. Wenn dieses Stadium erreicht ist, kann der Akupunkteur nach traditionellem Verständnis auf verschiedene Weise regulierend in das gesundheitliche Geschehen eingreifen. Man glaubte, je nach Krankheitssituation entweder tonisierend (verstärkend, sog. Bu-Methode) oder sedierend (abschwächend, sog. Xie-Methode) Einfluß nehmen zu können.
Eine Vielzahl von verschiedenen Manipulationstechniken der eingeführten Nadel wurde überliefert, um die eine oder andere Reaktion (Bu oder Xie) auszulösen. Am verbreitetsten sind

— *Tonisieren* (Verstärken): langsames Drehen der Nadel, gleichzeitig zartes Anheben im raschen Wechsel mit energischem Tieferschieben der Nadel;

— *Sedieren* (Abschwächen): rasche Drehbewegung, gleichzeitig energisches Anheben in raschem Wechsel mit zartem Tieferschieben der Nadel;
— *unspezifische Aktivierung von Qi:* etwa gleichstarke Ausführung der einzelnen Bewegungsvorgänge: Drehen, Anheben und Tieferschieben.

In neuester Zeit wurde die Kunst der manuellen Nadelstimulation teilweise durch Reizung mit modernen Elektrostimulationsgeräten ersetzt, wobei sich niedrige Frequenzen tonisierend und höhere Frequenzen sedierend auswirken sollen.

Die Moxaanwendung. Sie ist weniger variantenreich. Die Blätter der Moxa-Pflanze werden getrocknet, pulverisiert und zu kleinen Kegeln bzw. zu sog. Moxa-Zigarren gepreßt. Angezündet dienen sie als Wärmequelle, um so dem Körper über ausgewählte Akupunkturpunkte Energie zuzuführen. Ihrer Natur nach ist die Moxibustion tonisierend (Bu -Methode), wird also vor allem bei Erkrankungen vom Leere-Typ eingesetzt.

Die gepreßten *Moxa-Kegel* werden auf den zu behandelnden Akupunkturpunkt aufgelegt und angezündet. Um Hitzeschäden (Brandblasen) zu vermeiden, wird zwischen Haut und Moxa-Kegel eine feine Scheibe Ingwer gelegt (eine feine Kartoffelscheibe erfüllt den gleichen Zweck). Zum besseren Wärmetransport wird diese isolierende Scheibe meist mit einer Nadel mehrfach durchstochen, so daß eine Art Sieb entsteht. Klassischer Punkt für eine solche Tonisierungsbehandlung (zur Belebung der Lebensenergie) ist Shenjue (KG 8) im Zentrum des Bauchnabels, ein nur für die Moxibustion zugelassener Punkt, der für die Akupunktur als verboten galt.

Bei Verwendung einer *Moxa-Zigarre* wird die angezündete, glimmende Spitze ganz langsam an den Akupunkturpunkt angenähert, bis sich ein kräftiges Wärmegefühl einstellt, aber noch kein Schmerz. Dann wird die Moxa-Zigarre sofort zurückgezogen und allmählich wieder erneut bis nahe an die Toleranzschwelle angenähert. Auf diese Weise kommt es zu einer pulsierenden Erwärmung des Akupunkturpunktes. Ein geburtshilfliches Beispiel für die Anwendung dieser Technik ist die Wendungsbehandlung bei Quer- und Beckenendlage (*s. S. 78 ff*)

Lokalisation der Akupunkturpunkte. Von der Einhaltung der traditionellen Lokalisationsmethoden hängt nach klassischer Auffassung der Behandlungserfolg entscheidend ab.

Die Lokalisation durch *Orientierung an anatomischen Strukturen* erfolgt anhand zahlreicher leicht auffindbarer anatomischer Gebilde, so z. B. Knochenvorsprünge und -vertiefungen, Gelenkspalten, gut tastbare Sehnen und Muskeln, Hautfalten, Haaransatzlinien, Brustwarzen, Nabel, Augenwinkel, Mund. Liegt der betreffende Punkt nahe einer solchen Struktur, so kann er unmittelbar von hier aus identifiziert werden.

Die Lokalisation durch *proportionale Vermessung der Punktlage mit Hilfe des Cun* erfolgt bei all jenen Punkten, die mehr oder weniger von charakteristischen Strukturen entfernt liegen. Ihre Lokalisation wird also durch die Entfernung (gemessen in Cun) von einem markanten Orientierungspunkt aus bestimmt.

Die Lokalisation *unter Verwendung der Angaben des Patienten* ist typisch für das Auffinden der Ah-Shi-Punkte.

Traditionelle Grundregeln der Punktauswahl. Auch wenn in der Praxis bei der Auswahl der Punkte die Intuition eine sehr große Rolle spielt, so gibt es hierfür doch feste, überlieferte Regeln und Grundsätze. Ausgangspunkt dabei ist immer die zuvor erstellte traditionelle Diagnose. Ist diese ermittelt, so wählt der Akupunkteur die am besten geeigneten Punkte aus den im folgenden angeführten Kategorien aus, die entweder einzeln oder in Kombination Anwendung finden können.

Fernpunkte oder distale Punkte sind nach traditionellem Verständnis Punkte auf den betroffenen Meridianen im Bereich der Extremitäten, und zwar *distal* von *Ellbogen* oder *Knie*. Für jedes Organ bzw. dessen Meridian lassen sich solche Fernpunkte angeben. Aber auch für jede topographische Region von Kopf, Hals oder Rumpf gibt es korrespondierende Fernpunkte. Hiermit steht ein einfaches, sozusagen flächendeckendes traditionelles Behandlungssystem zur Verfügung, das für den Anfänger sehr schnell erlernbar ist (*Tab. 5*, *Abb. 12*). Als Hauptindikation gelten akute Erkrankungen.

Lokale Punkte oder Nahpunkte sind Meridianpunkte, aber auch Punkte außerhalb der Meridiane (PaM) oder Ah-Shi-Punkte, die sich direkt am Ort der Beschwerden oder der vermuteten Störung befinden; lokale Punkte gelten vor allem bei chronischen Erkrankungen bzw. bei subakuter Symptomatik als besonders effektiv.

Tabelle 5   **Die wichtigsten Fernpunkte bzw. distalen Punkte und ihre zugehörigen Zonen**

An der oberen Extremität:

Lieque (Lu 7)	Rückseite von Kopf und Hals, Lunge, obere Hälfte der Wirbelsäule
Hegu (Di 4)	Vorderseite von Kopf und Hals, Sinnesorgane (gleichzeitig Hauptanalgesiepunkt des gesamten Körpers)
Neiguan (Pe 6)	Vorderwand des Brustkorbs und Bauchwand oberhalb des Nabels, einschließlich der inneren Organe dieser Regionen

An der unteren Extremität:

Zusanli (Ma 36)	Abdomen, einschließlich Intestinalorgane
Weizhong (Bl 40)	Lumbalregion und Urogenitalsystem
Sanyinjiao (MP 6)	kleines Becken, innere und äußere Genitalorgane, Dammbereich

---

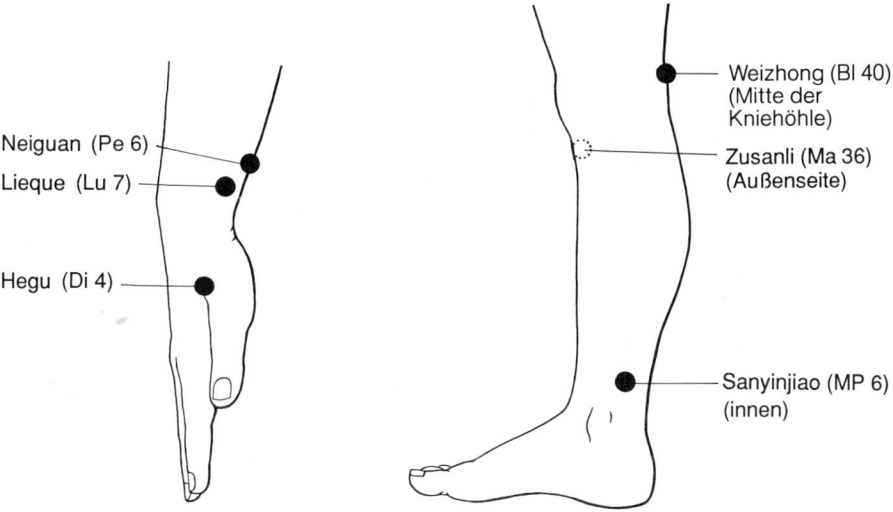

Neiguan (Pe 6)

Lieque (Lu 7)

Hegu (Di 4)

Weizhong (BI 40)
(Mitte der
Kniehöhle)

Zusanli (Ma 36)
(Außenseite)

Sanyinjiao (MP 6)
(innen)

Abb. 12   Die wichtigsten Fernpunkte

Regionale Punkte liegen nicht unmittelbar an dem zu behandelnden Ort, aber doch in dessen Nachbarregion; diese werden besonders empfohlen, wenn die schmerzhafte bzw. erkrankte Stelle selbst nicht zusätzlich gereizt werden soll; besonders wichtig ist dies bei allen herdförmigen Entzündungen, wo *lokale* Punkte sogar *kontraindiziert* sind, während regionale Punkte in der näheren Umgebung des Herdes außerordentlich hilfreich sein können, wie z. B. bei einer Brustdrüsenentzündung im Wochenbett. Eine beliebte Methode, den Krankheitsherd vom Rande her wie beim Abstecken einer Landkarte zu behandeln, nannte man »den Drachen umzingeln«.

Kontralaterale und ***oppositionelle Punkte*** liegen der zu behandelnden Stelle genau gegenüber; Störungen auf der einen Körperseite können an der korrespondierenden Stelle der anderen Seite behandelt werden und umgekehrt; Störungen auf der Ventralseite (Yin) sind wiederum von dorsal her (Yang) therapeutisch beeinflußbar und vice versa; ebenso können Beschwerden im Kopfbereich (Yang) an den Füßen (Yin) und Fußbeschwerden oder Beschwerden der unteren Wirbelsäule am Kopf angegangen werden. Die Erfolge bei diesem sehr einfachen Prinzip sind oft sehr verblüffend.

Spezifische Punkte können die bisher genannten Punkte ergänzen oder an deren Stelle treten, ebenso die *symptomatischen Punkte,* vor allem dann, wenn bestimmte Leitsymptome im Vordergrund stehen.

Ohrakupunkturpunkte bilden darüberhinaus ein eigenes alternatives System, das alleine oder ergänzend angewendet werden kann (*Tab. 6, Abb. 13*). Zumindest bei einigen Indikationen scheinen die Ohrakupunkturpunkte den Körperakupunkturpunkten überlegen zu sein; meist werden sie aber lediglich als Ergänzung zu den klassischen Körperpunkten eingesetzt.

Tabelle 6   Ohrakupunkturpunkte für die geburtshilflich-gynäkologische Praxis
(nach *König u. Wancura* 1982)

Punkte mit ganzheitlicher Wirkung

Shenmen (Nr. 55):	Haupt-Sedativ- und Haupt-Analgesiepunkt
Jiaogan (»Vegetativum«, Nr. 51):	bei allen vegetativen Störungen
Nefenbi (»Endokrinium«, Nr. 22):	bei allen hormonbedingten Erkrankungen
Pizhixia (»Graue Substanz«, Nr. 34):	wichtiger Schmerz- und Sedierungs-Punkt, gilt auch als entzündungshemmend und kreislaufregulierend
Zhen (»Polster«, »Occiput«, Nr. 29):	allgemein schmerzstillend

Organbezogene Punkte

Zigong (»Uterus«, Nr. 58)

Uteruspunkt nach *Nogier* (Ut N)

Ruanchao (»Ovar«, Nr. 23)

Pengiang (»Beckenhöhle«, Nr. 56)

Diweizhui (»Kreuz- und Steißbein«, Nr. 38)

Wai Sheng Zhigi (»Äußeres Genitale«, Nr. 79)

Niaodao (»Urethra«, Nr. 80)

Ruxian (»Brust«, Nr. 44)

Wei (»Magen«, Nr. 87)

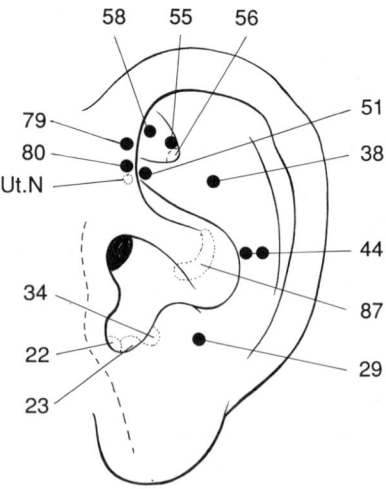

Abb. 13   Ohrakupunkturpunkte für die geburtshilflich-gynäkologische Praxis.
Genaue Lokalisation s. S. 137

Insgesamt soll die Zahl der verwendeten Punkte im allgemeinen nicht über zwölf hinausgehen. Die Kunst besteht eher darin, mit möglichst wenig Nadeln einen optimalen therapeutischen Effekt zu erzielen, was im Extremfall sogar mit nur einer einzigen Nadel erreicht werden kann. Für letzteres gab es im alten China sogar eine familiengebundene Geheimtradition, die von *Yanagiya* (1981) besonders erforscht wurde.

Um die Verständigung zu vereinfachen, hat sich 1984 eine internationale Standardisierungskommission der Weltgesundheitsorganisation darauf geeinigt, die traditionellen Punkte zunächst mit dem chinesischen Eigennamen zu benennen, der meist schon eine wichtige Eigenschaft des Punktes wiedergibt. Danach soll der sog. Code-Namen des Punktes angegeben werden, der aus der abgekürzten Meridianbezeichnung und der laufenden Numerierung des Punktes besteht (*Deshen 1984*). Die daraus sich ergebende Punktebeschreibung ähnelt einer Adressensangabe: Name, Straße, Hausnummer.

Ein Beispiel: *Sanyinjiao (MP 6)* bedeutet, daß dieser Punkt mit dem schönen Namen »Drei Yin-Meridiane treffen sich« auf dem Milz-Pankreas-Meridian zu finden ist, mit der laufenden Nummer 6. In der klinischen Praxis genügt es, sich den einfacheren deutschen Code-Namen »MP 6« oder »Milz-Pankreas 6« einzuprägen.

Die außerhalb der Meridiane gelegenen Punkte werden mit *PaM* oder mit *Ex* (Extra-Punkte) gekennzeichnet. Etliche Extra-Punkte haben ihre eigene Nummer, so z. B. *Yintang (Ex 1)*, der genau zwischen den Augenbrauen liegt. Andere Extra-Punkte zählen zu den »Unnumerierten Extra-Punkten« (U Ex), so etwa der Punkt *Neima (U Ex)*, der oft in der Geburtshilfe verwendet wird.

Das traditionelle chinesische Medizinverständnis aus wissenschaftlicher Sicht

An dem traditionellen chinesischen Medizinverständnis läßt sich aus heutiger wissenschaftlicher Sicht mancherlei Kritik üben. Neue Erkenntnisse der Anatomie, Physiologie und Biochemie, aber auch der Psychologie, Psychosomatik und Verhaltensforschung können von uns nicht außer acht gelassen werden. So zeichnet sich für diejenigen, die dieses überlieferte asiatische Therapiekonzept in unserer modernen Gesellschaft einsetzen wollen, die Notwendigkeit ab, die traditionellen Vorstellungen aus der aktuellen wissenschaftlichen Sicht neu zu interpretieren.

Auch wenn es kaum möglich ist, eine durchgehende Harmonisierung zwischen dem traditionellen chinesischen Verständnis und einer modernen, wissenschaftlichen Betrachtungsweise herzustellen, so sollte doch wenigstens ein Versuch in diese Richtung unternommen werden. Wo dies nicht gelingt, muß die alte Sichtweise im Licht neuerer Erkenntnisse betrachtet werden. Dies kann dem Neuling auf dem Gebiet der Akupunktur den Einstieg erleichtern, so wie es dem Praktizierenden dieser asiatischen Heilkunst helfen kann, die Probleme besser zu bewältigen, die sich bei der Anwendung einer solchen »Außenseitermethode« in einem wissenschaftlich geprägten westlichen Medizinsystem fast zwangsläufig ergeben.[1]

Die Theorie von Yin und Yang. Sie ist als Prinzip des »multidimensionalen Dualismus« in der abendländischen Geistesgeschichte keineswegs fremd. Der große französische Philosoph *Descartes* (1596-1650), dessen Werk bahnbrechenden Einfluß auf die ganze Philosophie der Neuzeit hatte, hat nachdrücklich auf diesen Aspekt in der Natur hingewiesen.

Dennoch ist der Erkenntniswert dieser Theorie bei der Lösung konkreter gesundheitlicher Probleme begrenzt. Moderne Datenspeicher arbeiten zum Beispiel nach einem solchen dualistischen Prinzip, d. h., alle Informationen, etwa bei der digitalen Aufzeichnung einer Symphonie, werden mit Hilfe von nur zwei Symbolen (1 und 0) verschlüsselt. Niemand würde aber bereits von dem binären Code, den beiden Grundelementen der Computersprache, auf die inneren musikalischen Gesetzmäßigkeiten der so codierten Symphonie schließen können. Die Aussage, die gesamte Klangfülle und Tonarchitektur bestünde »nur« aus den beiden Elementen 1 und 0 (sprich Yin und Yang) in wechselnden Kombinationen, würde der Gesamtkonzeption des musikalischen Werkes niemals gerecht. Analysiert man nun die gesamte Natur oder die Gesundheit eines Menschen in derselben Weise, wird der praktische Erkenntniswert nicht unbedingt größer.

Die Fünf-Elementen-Lehre. Auch sie ist unserer abendländischen Geistesgeschichte nicht fremd. Die Elementenlehre des griechischen Philosophen *Aristoteles* (384-322 v. Ch.) ist sogar mit jener der alten Chinesen nahezu identisch. Zur Zeit der Gründerväter der Akupunktur war dies ein sehr fortschrittlicher Gedanke. Bis heute blieb es ein Hauptanliegen von Philosophie und Naturwissenschaften, die zahlreichen Erscheinungen in der Natur auf einige wenige Elemente (lat. elementum = Grundbaustein, Urstoff) zurückzuführen. Heute können wir allerdings nicht mehr ernsthaft von diesen antiken fünf Elementen ausgehen, die sich bei genauerer Kenntnis der Natur keineswegs als »Elemente« erwiesen haben. Vielmehr haben wir es mindestens mit den etwa 95 Elementen bzw. »Atomen« (griech. atomos = unteilbar) des periodischen Systems zu tun, die wiederum aus mindestens 13 verschiedenen subatomaren Elementarteilchen zusammengesetzt sind. Die Zahl der damit erreichbaren stofflichen Kombinationen (Moleküle) ist nicht etwa 64, wie dies in der Elementarlehre des chinesischen Klassikers *Tao Te King* abgeleitet wird, sondern geht ins Astronomische. Der philosophische Denkansatz ist zwar immer noch

[1] Auch im heutigen China gibt es dieses Problem. In den 50er Jahren wurde dort die Losung ausgegeben: »Zong xi yi tuanjie« (»Für eine Verbindung von chinesischer und westlicher Medizin!«). Die Verwirklichung dieses neuen Konzeptes unter der Bezeichnung »Xinyi« (»Neue Medizin«) ist aber auch dort noch nicht vollkommen gelungen, so sehr dies auch politisch gewünscht wird (*Ots* 1987).

derselbe, doch der Wissensstand ist dank intensiver weltweiter Forschungsarbeit ins Gigantische angewachsen und hat so manche tiefsinnige naturphilosophische Betrachtungsweise überholt.

Die Lehre von den Meridianen und von der Vitalenergie Qi. Für die Begründer der Theorie der Meridiane war es eine große Leistung, derartige Kommunikationswege für die Lebensvorgänge innerhalb des menschlichen Organismus zu postulieren, zu einer Zeit, als ihnen lediglich vage Vorstellungen von den tatsächlichen inneren Strukturen des menschlichen Körpers und ihrer Funktionsweise zur Verfügung standen. Ganz sicher würden diese Pioniere der Akupunkturlehre heute ihr Meridiansystem durch jenes multidimensionale, integrierte Kommunikationsnetz aus Blutgefäßen, Nervenverbindungen und hormonaler Steuerung ersetzen, das uns vertraut ist.
Auch die Vorstellung von der Vitalenergie Qi müssen wir heute bei allem Respekt vor den Verdiensten der alten chinesischen Denker differenzierter sehen. Die modernen Konzepte des Intermediärstoffwechsels, der Genetik, der Neurophysiologie und der Immunologie sind für ein tieferes Verständnis der Natur des Menschen unverzichtbar geworden.

Die traditionelle chinesische Lehre von den Krankheitsursachen. Sie ist bewundernswert in ihrer Systematik, für unser heutiges Verständnis jedoch unzureichend und ergänzungsbedürftig. Wichtigere Krankheitsursachen waren – verständlicherweise – völlig unbekannt, etwa das Heer der krankmachenden Mikroorganismen oder die maligne Entartung von Zellen. Kein Arzt kann es sich heute leisten, auch nur eine der inzwischen erforschten Krankheitsursachen zugunsten des einfacheren chinesischen Acht-Prinzipien-Systems außer acht zu lassen. Moderne diagnostische Methoden haben die zum Teil sehr komplexen Ursachen zahlreicher Erkrankungen weitgehend aufgedeckt, denen das Konzept der traditionellen Lehren nicht mehr gerecht werden kann. Dies führt mitunter zu einer früher nie gekannten Belastung für Arzt, Patient und Gesellschaft, bietet aber auch ganz neue Heilungschancen, die in Verantwortung wahrgenommen werden müssen. Intuitive Pulsdiagnostik und Prüfung der Zungenfelder, der Meridiane und der Akupunkturpunkte können heute für den verantwortungsbewußten Arzt nicht mehr alleinige Grundlage einer Diagnose sein. Vielmehr muß die uns heute zu Verfügung stehende moderne Diagnostik in Verantwortung genutzt werden.
Differenzierung der Syndrome. Sie wurde von den alten Chinesen zu einer hohen Kunst entwickelt. Dabei wurden die Krankheiten nach ihrem vermuteten Charakter und dem äußerem Erscheinungsbild eingestuft. Eine kausale Abklärung der Krankheitsbilder im westlichen Sinne erfolgte dabei nicht. Dies aber ist gerade heute für uns unverzichtbar, wo immer die Möglichkeit dazu gegeben ist. Viele ehemals rätselhafte Krankheitsbilder konnten in ihrem mono-, pluri- oder multikausalen Zusammenhang geklärt werden. Die rein deskriptive Darstellung eines Krankheitsbildes als Syndrom erscheint nur da gerechtfertigt, wo eine genaue ursächliche Abklärung bisher noch aussteht.

Der Akupunkturpunkt. Die klassischen Meridiane sind, wie wir gesehen haben, in der ursprünglich gedachten Form nicht existent und ihr wirkliches Substrat muß in dem gesamten neuro-endokrinen System in Verbindung mit dem Herz-Kreislauf-System gesehen werden. Was ist nun das Substrat des Akupunkturpunktes? Der Wiener Histologe *Kellner* (1966) hat in unendlicher Fleißarbeit anhand von 11.137 histologischen Schnittpräparaten den Nachweis erbracht, daß sich die klassischen Akupunkturpunkte durch eine besondere Dichte sensibler Nervenendstrukturen auszeichnen. Eine interessante Ergänzung dieser Beobachtung lieferte jüngst die Arbeit von *Heine* (1988), der an zahlreichen klassischen Akupunkturpunkten Faszien-Durchtrittspunkte von Gefäß- und Nervenbündeln nachweisen konnte.

Heute zeichnet sich ab, daß das primäre Substrat des gesamten Akupunkturpunktesystems in der Summe aller sensibilen Nervenendstrukturen in der Haut und den darunter liegenden Strukturen (Bindegewebe, Muskeln, Faszien) zu sehen ist. Diese Rezeptoren stellen ein hochsensibles, praktisch flächendeckendes Informations- und Alarmsystem dar. Während einige Rezeptoren mehr auf Temperaturreize (Thermorezeptoren) und andere mehr auf Druck- und Berührung (Mechanorezeptoren) reagieren, lösen die zahlenmäßig weit überwiegenden und funktionell bedeutungsvollsten *Nozizeptoren* (lat. nocere = schaden, Rezeptoren für gewebsschädigende Reize) bei Verletzung der Haut sofort Alarm aus und bewirken eine enorme Veränderung im gesamten neuroendokrinen System.

Diese Nozizeptoren, oft auch »Schmerzrezeptoren« genannt, sind von ihrer Struktur her freie Nervenendigungen und versorgen jeweils ein Hautareal von bis zu 1 cm², mit erheblichen Überlappungen zu den benachbarten Rezeptoren. Ihre Dichte ist keineswegs gleichmäßig über die gesamte Hautoberfläche verteilt. So sind zum Beispiel die sensibleren Fingerkuppen oder die periorale Region viel dichter innerviert als etwa der Rücken oder die Glutealgegend. Die Empfindlichkeit der einzelnen Rezeptoren kann übrigens je nach Situation ganz erheblich variiert werden.

Die sensiblen Nervenendigungen werden nun im allgemeinen nicht direkt durch die eingestochene Akupunkturnadel gereizt, sondern mehr indirekt durch die komplexe Lokalreaktion in deren unmittelbarer Nachbarschaft, die durch die Mikroverletzung mit der Akupunkturnadel in Gang kommt. Nur selten trifft die Akupunktur-Nadel einmal unmittelbar auf einen Rezeptor oder dessen ableitende Nervenfaser, was einen äußerst unangenehmen, lanzierenden Schmerz auslöst und keineswegs erwünscht sein kann.

Ausreichende Sensibilität ist nur eine der Grundeigenschaften, die ein »guter« Akupunkturpunkt besitzen muß. Eine andere wichtige Grundeigenschaft ist die Art seiner *zentralen Repräsentation* in den verschiedenen hierarchisch gegliederten Umschaltebenen des Zentralnervensystems bis hinauf zur Großhirnrinde. Erst hieraus ergibt sich der Stellenwert, der jedem einzelnen Punkt zukommt. Allgemein bekannt ist die somatotopische Repräsentation des gesamten Körpers an der hinteren (sensiblen) und vorderen (motorischen) Zentralwindung des Großhirns in Form eines auf dem Kopf stehenden

Homunkulus. Überproportional groß sind Kopf und Hände vertreten, entsprechend ihrer funktionellen Bedeutung und der Flächendichte der dort vorhandenen sensiblen Endstrukturen in und unter der Haut. Es ist deshalb kein Zufall, daß hier gelegene Akupunkturpunkte auch besonders gut wirksam sind. Klassisches Beispiel hierfür ist der Hauptanalgesiepunkt Hegu (Di 4) an der Hand, der genau in dem besonders dichten Rezeptorennetz des Daumenmuskels (M. adductor pollicis) liegt.

Die somatotopische Repräsentation des Körpers auf der Ohrmuschel, wie sie der *Nogierschen* Ohrakupunkturtafel zugrunde liegt (1978), ist nicht zu vergleichen mit der unmittelbaren topographischen Repräsentation des Körpers auf den Zentralwindungen des Gehirns. Dennoch bestehen gewisse funktionelle Beziehungen im postulierten Sinne, wenn auch nicht in dieser Ausschließlichkeit. Im menschlichen Körper bestehen letztlich differenzierte logistische Verbindungen zwischen *allen* Zellen, so daß auch Projektionen möglich sind, die zunächst nicht unmittelbar so erwartet werden.

Das *De Qi-Gefühl* läßt sich mit Hilfe der modernen Neurophysiologie leicht erklären: Die durch die Akupunkturnadel bewirkte Mikroverletzung löst zunächst eine komplexe Lokalreaktion aus, durch die es dann unter Vermittlung von Gewebshormonen zur Reizung der Nozizeptoren kommt. Diese lassen sich in zwei Typen unterteilen:

— sehr oberflächlich gelegene Nozizeptoren, die ihre Erregung über dickere, markhaltige, schnell leitende A-Delta-Fasern weiterleiten und einen scharfen, gut lokalisierbaren, aber rasch wieder abklingenden Schmerz bewirken. Diese Empfindungsart wird als *epikritische Sensibilität* bezeichnet.

— tiefer gelegene Nozizeptoren, die ihre Erregung über dünnere marklose, langsamer leitende C-Fasern weiterleiten und zu einer dumpfen, anhaltenden, ungenau lokalisierbaren Mißempfindung führen, verbunden mit Wärme- oder Hitzegefühl. Dies wird als *protopathische Sensibilität* bezeichnet.

Der scharfe epikritische Schmerz ist beim Akupunktieren wenig erwünscht und kann durch eine rasche Einstichtechnik meist vermieden oder doch vermindert werden. Die viel leichter zu tolerierende protopathische Empfindung hingegen entspricht sehr genau dem De Qi-Gefühl, wie es von den alten chinesischen Lehrern trefflich beschrieben wurde.

Ob dieser Reiz durch die verschiedenen klassischen Manipulationen an der Nadel einmal zu einem sedierenden, ein anderes Mal zu einem tonisierenden Effekt führt, hängt weniger von der Mechanik der jeweils bevorzugten manuellen Technik ab als vielmehr von der konstitutionellen und konditionellen Ausgangslage des Individuums und seiner Fähigkeit, auf diesen Reiz hin neuroendokrin (natürlich auch psychophysiologisch) zu reagieren.

Ein westliches Modell des Akupunktureffektes

Wir können nun versuchen, die Physiologie des Akupunktureffektes aus westlicher Sicht zu beschreiben. Hierbei muß von Anfang an seine *psychophysiologische Doppelnatur* beachtet werden.

Es ist zunächst nicht unbedingt einsichtig, warum ein Nadelstich, also die bewußte Verletzung eines Menschen, eine therapeutische Wirkung haben soll. Eher wäre eine Reaktion nach dem Muster des Flucht- oder Aggressionsverhaltens zu erwarten, wie dies im Laufe der langen Entwicklungsgeschichte unserer Gattung zum überlebenssichernden Verhaltensrepertoire geworden ist. Tatsächlich aber reagiert der Akupunkturpatient nach einem dritten Muster, das genau in der Mitte zwischen diesen beiden extremen Verhaltensweisen liegt: er toleriert diesen »Angriff« auf seine leibliche Integrität in Erwartung des Behandlungserfolges.

Mit dem Eintritt dieser Toleranzbereitschaft erfolgt bereits eine psychophysiologische Koppelung, die für den Akupunkturerfolg von Bedeutung ist: durch *deszendierende Hemmung über die Nervenfasern,* projiziert zum Ort der Akupunktur und teilweise darüber hinaus (regional und global), und durch die gleichzeitige *Ausschüttung von Streßhormonen* kommt es zur Veränderung der Schmerzschwelle im Bereich der zu akupunktierenden Stelle wie auch zu einer Veränderung der Schmerzempfindlichkeit überhaupt. Umgekehrt würde die Erwartung derselben Maßnahme außerhalb einer akzeptierten therapeutischen Situation die Schmerzempfindlichkeit erheblich steigern. Wichtig für den Akupunkturerfolg ist also, daß diese psychophysiologische Koppelung bereits in der *Vorphase* der Akupunktur einsetzt. Grundlage hierfür ist ein ausreichendes Vertrauen des Patienten in Therapeut *und* Methode.

Mit dem Einstechen der Nadel kommt es dann durch den physischen Verletzungsreiz der Haut zu einer Verstärkung des in der Vorphase bereits angebahnten Vorgangs. Die hierbei ablaufenden Reaktionen können hinsichtlich ihrer Organisationsstufen in eine lokale, eine regionale und eine zentrale Reaktion aufgeteilt werden, wobei die einzelnen Reaktionsebenen in schneller Sequenz, fast gleichzeitig, aufgebaut werden und dann im wechselseitigen Dialog bleiben. Als reagierende Strukturen sind vor allem das periphere und zentrale Nervensystem und das endokrine System beteiligt, aber auch das Gefäßsystem und die unspezifische Immunabwehr nehmen an dem komplexen Geschehen teil.

Lokale Reaktion. Durch das Einstechen der Nadel entsteht eine Mikroverletzung. Anders als bei einer Hohlnadel (z. B. einer Injektionskanüle), wird das getroffene Gewebe aber lediglich spaltförmig auseinandergeschoben, wodurch der Gewebeschaden vergleichsweise gering bleibt. Im allgemeinen werden hierbei die Nozizeptoren nicht direkt getroffen; lediglich bei heftigem Einstichschmerz besteht gelegentlich dieser Verdacht. Durch diese Mikroverletzung, bei der eine Verletzung der feinen, ubiquitär vorhandenen Kapillaren unvermeidlich ist, kommt es unmittelbar zur Freisetzung von *Gewebshormo-*

nen (*Mediatoren*), deren Aufgabe es ist, die »Reparatur« der verletzten Stelle unverzüglich in Gang zu bringen. Diese Freisetzung erfolgt in Form einer komplizierten Kaskade von rasch ablaufenden biochemischen Vorgängen, vergleichbar etwa der Aktivierung des Blutgerinnungssystems. Die bekanntesten Mediatoren sind Histamin, Serotonin, Kinine, Lymphokine, Leukotriene und Prostaglandine. Ihre Wirkung ist vorwiegend lokal begrenzt: Erweiterung der Kapillarschlingen (oft erkennbar an der Rötung um die Akupunkturnadel!), Erhöhung der Kapillardurchlässigkeit, Veränderung des interstitiellen Milieus, damit *Reizung der Nozizeptoren* (De Qi-Gefühl!) und Aktivierung der unspezifischen Immunabwehr durch chemotaktische Anlokkung von Leukozyten und den immunkompetenten intraepithelialen Langerhans-Zellen.

Gelegentlich können diese Mediatoren auch Allgemeinreaktionen oder Fernwirkungen auslösen: Aktivierung oder Depression des Herz-Kreislauf-Systems (Histamine), im Extremfall bis zum orthostatischen Kreislaufschock, Aktivierung der Darmperistaltik (Serotonin), Blutzuckersenkung (wirkungssteigernder Effekt der Kinine für Insulin), Hemmung der Magensaftsekretion (Prostaglandin A), Erweiterung der Bronchialmuskulatur (Prostaglandin E), aber auch Verengung derselben (Prostaglandin F) und Erhöhung der Kontraktionsbereitschaft des Uterus (Prostaglandin E und F). Diese Allgemein- oder Fernreaktionen können therapeutisch willkommen sein, gelegentlich aber auch zu unerwünschten Problemen führen, die der Akupunkteur kennen muß.

Regionale Reaktion. Zu der lokalen Reaktion wird unverzüglich die regionale Reaktion hinzugeschaltet, vermittelt durch die afferenten Nervenfasern der gereizten Schmerzrezeptoren, von denen die Meldung über die Hinterwurzel an das zugehörige Rückenmarkssegment weitergeleitet wird. In der grauen Substanz des Hinterhorns wird die Meldung erstmals umgeschaltet, d. h. an andere Nervenzellen über Synapsen weitergegeben, mit Abzweigungen für die Nachbarsegmente des Rückenmarks.

Der weitere Informationsfluß vollzieht sich nun nicht nur in Richtung Gehirn und zurück, wodurch die zentrale Reaktion hinzugeschaltet wird, sondern bereits auf der Ebene des Rückenmarkssegments und der Nachbarsegmente geschieht ein selbständiger, von zentral her lediglich modifizierter Informationsaustausch, der die regionale Reaktion ausmacht. Hauptakteure sind hier die zahlreichen *Zwischenneurone,* die innerhalb desselben Segments und der benachbarten Segmente vermitteln und über efferente motorische und vegetative Nervenfasern auf die Stelle des Akupunkturstiches zurückwirken, gleichzeitig aber auch über die *Head*schen Zonen die gekoppelten inneren Organe beeinflussen können. Sie arbeiten wie integrierte Mikroprozessoren und können als *Signalverstärker,* aber auch als *Signalwandler* wirksam werden (z. B. Erregungsimpulse in Erregungshemmung umwandeln) und schließlich als *Signalfilter* Impulse abfangen, andere dagegen gezielt weiterleiten. Letzteres wurde erstmals von *Melzack* und *Wall* (1965) als »Gate-control-Theorie« beschrieben. So können bereits von spinaler Ebene aus gewisse therapeutisch wirksame Reaktionen vermittelt werden: Gefäßerweiterung und damit verbesserte Durchblutung der Region (Wärmegefühl), Muskelrelaxation (Gefühl der Entspannung) und Änderung der Schmerzempfindlichkeit (Schmerzlinderung).

Zentrale Reaktion. Darüberhinaus ist die zentrale Reaktion von seiten des Gehirns für den Akupunktureffekt von entscheidender Bedeutung. In den verschiedenen hierarchisch gegliederten Zentren des Zentralnervensystems – Hirnstamm, zentrales Höhlengrau, Hypothalamus, Thalamus und Großhirnrinde – werden die einströmenden Impulse von der Akupunkturnadel *und* vom Ort der Beschwerden simultan registriert, miteinander verglichen und interpretiert. Als Resultat reagieren die einzelnen Zentren schließlich mit einer gemeinsamen Strategie. Auf jeder Ebene vollziehen sich dabei in sorgfältiger Koordination wichtige Einzelbeiträge: im Hirnstamm die Verknüpfung mit den vitalen Funktionen (Vertiefung der Atmung, Anpassung von Herz und Kreislauf), im zentralen Höhlengrau vor allem die Endorphinbildung mit entsprechender Schmerzdämpfung, im Hypothalamus weitere Verknüpfung mit vegetativen Funktionen und Zuschaltung des endokrinen Systems, im Thalamus die emotionale Beteiligung und Vermittlung zur Großhirnrinde und dort schließlich die eingangs erwähnte psychophysiologische Koppelung mit Einbeziehung des Bewußtseins. Hier erst erlangt ein an das Zentralnervensystem gemeldetes Ereignis, z. B. ein Akupunkturstrich oder ein Krankheitssymptom, seine endgültige Deutung. So kann ein komplexes Erregungsmuster der Nozizeptoren gedämpft bzw. verdrängt oder zum Schmerzerlebnis aufgewertet werden. Der gleiche Reiz, der in einem Falle Schmerz, Angst und Schrecken auslöst, gefolgt von Flucht oder Aggression, kann in einer akzeptierten therapeutischen Situation durch deszendierende Hemmung mit lokaler, regionaler und globaler Projektion zur Minderung der Schmerzempfindung beitragen, begleitet von einer allgemeinen, als wohltuend empfundenen Entspannungsreaktion.

Unterstützt werden diese zentralen neuronalen Reaktionen durch gleichzeitige *Aktivierung des Hormonsystems* über den Hypothalamus. Die hierbei ausgeschütteten Hormone werden auch als »Streßhormone« bezeichnet. Hierzu gehören die Releasing-Hormone des Hypothalamus, die Hypophysen-Hormone Adrenokortikotropes Hormon (ACTH), follikelstimulierendes Hormon (FSH), lutenisierendes Hormon (LH), antidiuretisches Hormon (ADH) und Prolaktin, die Steroidhormone der Keimdrüsen (Östrogene, Androgene) und der Nebennierenrinde (Kortison, Aldosteron) sowie die Hormone des Nebennierenmarks Adrenalin und Noradrenalin. Erst in jüngster Zeit wurde man auf die bedeutende Rolle der Endorphine und Enkephaline aufmerksam, langwirkende Neuropeptide, denen eine schmerzlindernde, sedierende und euphorisierende Wirkung zukommt. Ihre Entstehungsorte sind u. a. der Hypothalamus und das zentrale Höhlengrau, aber auch weitere Teile des Zentralnervensystems. Es handelt sich dabei um Neuromodulatoren, die durch Bindung an besondere Rezeptoren der postsynaptischen Membran deren Antwort auf freigesetzte Neurotransmitter (z. B. Azetylcholin oder Dopamin) abschwächen.

Die Vielzahl der Reaktionen auf lokaler, regionaler und zentraler Ebene wird durch den Akupunkturreiz in feiner wechselseitiger Abstimmung nahezu simultan in Gang gesetzt. Es sind dieselben Reaktionswege und Instrumente, die dem Organismus im Falle einer unerwarteten Verletzung zur Verteidigung zur Verfügung stehen. Dort führt es zu einer heftigen Gegenreaktion, die meist von den Verhaltensmustern Flucht oder Aggression begleitet ist. Im Falle der mikroinvasiven Akupunktur dagegen, unterhalb einer bestimmten Schädlichkeitsschwelle und im Rahmen einer akzeptierten therapeutischen Situation, führen dieselben Prozesse zu einer sanften Gegenreaktion, mit der Folge einer besseren Tolerierbarkeit der Situation (Symptomdämpfung) und einer Aktivierung der körpereigenen Gegenregulation, die auf die Wiederherstellung der Homöostase abzielt.

Die Akupunkturformel. Berücksichtigt man alle beteiligten physiologischen und psychologischen Aspekte und alle den Akupunktureffekt fördernden und beeinträchtigenden Faktoren, so kann man die Verwendbarkeit eines beliebigen Hauptpunktes für die Akupunktur an Hand einer einfachen mathematischen Formel ablesen:

$$F\,(\text{Akup}) = s \cdot \frac{F\,(\text{phys}) \cdot F\,(\text{psych})}{N\,(\text{phys}) \cdot N\,(\text{psych})}$$

F (Akup) steht für die Funktionsfähigkeit eines beliebigen Hauptpunktes als Akupunkturpunkt.

s stellt einen subjektiven Umrechnungsfaktor dar. Er ist von der Persönlichkeit, aber auch von der Situation und letztlich auch von soziokulturellen Einflüssen abhängig.

s › 1 entspricht einem ausreichenden Vertrauen in Therapeut und Methode. »s« kann gerade über 1, aber auch ein Vielfaches davon sein.

s ‹ 1 entspricht einem unzureichenden Vertrauen, mangelhafte Kommunikationsfähigkeit usw. Der auslösbare Akupunktureffekt ist unzureichend.

s gegen 0 bedeutet, daß der Akupunktureffekt blockiert wird.

s = negativ führt zur Umkehrung des Akupunktureffektes, z. B. zu einem gesteigerten Schmerzerlebnis!

F (phys) steht für das physiologische Potential des jeweiligen Punktes, durch Reizung der Nozizeptoren über lokale, regionale und zentrale neuroendokrine Regulationsvorgänge korrigierend in das jeweils gestörte physiologische Gleichgewicht des Patienten einzuwirken. Die topographisch-anatomische und funktionelle Beziehung zum Krankheitsgeschehen sowie die Art der Erkrankung selbst und ihre grundsätzliche funktionelle Beeinflußbarkeit gehen in diese Größe mit ein.

F (psych) repräsentiert die subjektive, psychologische Wertigkeit eines Punktes und somit sein psychologisches Potential, auf das Krankheitsgeschehen korrigierend einzuwirken, wodurch die Größe F (phys) auf dem Wege der psycho-physiologischen Koppelung potenziert werden kann. F (psych) ist keine starre Größe, sondern kann durch akzeptierte Theorien an Bedeutung gewinnen, z. B. durch die Meridianlehre, die Lehre von den traditionellen spezifischen Punkten oder die Somatotopie-Hypothese der Ohrakupunktur.

Durch die Berücksichtigung des gesamten modernen Wissens vom Menschen, wozu wir nach unserem eigenen Wahrheitsverständnis verpflichtet sind, verändert sich allerdings die subjektive Wertigkeit mancher traditioneller Punkte und Ansichten, zumindest in den Augen des wissenschaftlich ausgebildeten Arztes. Das konfuzianische Ideal, die Lehren der alten Meister nie grundsätzlich in Frage zu stellen, hat in unserer modernen Gesellschaft ihren Sinn verloren. Der scheinbare Verlust liebgewordener alter Vorstellungen wird aber durch ein tieferes Verständnis der Naturvorgänge mehr als wettgemacht, was dazu führt, daß wir das Instrumentarium der Akupunktur letztlich sachgerechter und wirkungsvoller einsetzen können, aber auch ihre Grenzen klarer erkennen und somit uns und unseren Patienten manche Enttäuschung ersparen können.

N (phys)   stellt die jeweils negativen physiologischen Einflußgrößen eines Punktes dar, die berücksichtigt werden müssen. Im wesentlichen handelt es sich hier um das Risiko, an der betreffenden Stelle mit der Akupunkturnadel Verletzungen wichtiger anatomischer Strukturen oder gefährliche Überstimulationen (etwa am Glomus caroticus) herbeizuführen und somit mehr Schaden als Nutzen anzurichten.

N (psych)   schließlich steht für den negativ besetzten psychologischen Stellenwert eines Punktes bzw. den Grad an subjektiver Belästigung oder Beunruhigung, der bei der Nadelung des entsprechenden Punktes empfunden werden kann, etwa im Intimbereich (Tabu-Zonen) oder über dem schwangeren Uterus.

Diese vorgeschlagene Akupunkturformel läßt sich mühelos auf alle bekannten traditionellen Akupunkturpunkte anwenden. Viele klassische Punkte erweisen sich hiernach als äußerst nützlich, andere als weniger empfehlenswert, wieder andere sogar als äußerst gefährlich. Letztere sollten vermieden werden. Darüberhinaus gibt sie dem Akupunkteur die Möglichkeit, auf rationale Weise das System der etwa 1000 klassischen Punkte um ein Vielfaches zu erweitern, ohne daß der Überblick verloren geht.

Praktischer Teil

Allgemeine Hinweise

Integration der Akupunktur in eine moderne ganzheitliche Behandlung

In einer traditionsgebundenen asiatischen Gesellschaft mag man vorbehaltlos die Kunst der Akupunktur ganz im klassischen Sinne anwenden und dabei sehr erfolgreich sein. Diese Situation kann aber nicht ohne weiteres auf unsere westliche, aufgeklärte und an wissenschaftlichen Grundsätzen orientierte Gesellschaft übertragen werden. Unweigerlich würde dies zu Problemen führen, die für Patient und Arzt gleichermaßen nicht akzeptabel sind. Bleibt also nur die Möglichkeit, die Akupunktur in einer Weise zu praktizieren, daß sie sich in ein modernes, ganzheitliches Behandlungskonzept integrieren läßt.

Hierfür können die im folgenden angeführten Punkte als allgemeine Richtschnur dienen.

Die notwendige *Grundausbildung* für die Anwendung der Akupunktur ist in erster Linie eine solide medizinische Ausbildung an einer Universität, einer medizinischen Hochschule, oder im Falle der Hebammen, an einer Hebammenlehranstalt, wo ebenfalls ein hoher Ausbildungsstandard vermittelt wird. Gute Kenntnisse in den betreffenden klinischen Einzeldisziplinen (wie in diesem Falle die Geburtshilfe und Frauenheilkunde) sind weitere Voraussetzungen.

Vor jeder Anwendung der Akupunktur ist *sorgfältiges klinisches Vorgehen* erforderlich: gewissenhafte Anamneseerhebung, gründliche klinische Untersuchung, Hinzunahme weiterer diagnostischer Hilfsmittel (Laboruntersuchungen, apparative Diagnostik usw.), sofern dies indiziert erscheint, Ermittlung einer genauen Diagnose und schließlich Wahl der geeignetsten Behandlungsmethode, wie sie sich aus der klinischen Gesamtsituation ergibt.

In geeigneten Fällen sollte dann die Akupunktur der Patientin als *Behandlungsalternative* zu den westlichen Behandlungsmöglichkeiten angeboten werden, sofern die Voraussetzungen hierfür gegeben sind (Ausschluß von Kontraindikationen usw.). Die Patientin soll sich dabei im Beratungsgespräch aktiv für (oder auch gegen) die Akupunktur entscheiden können.

Die *Auswahl der Akupunkturpunkte* soll möglichst nach rationalen Gesichtspunkten erfolgen. Hierbei kann man aus der Liste der traditionellen Punkte (Meridian-, Extra- und Ah-Shi-Punkte) nach den geschilderten Grundsätzen einige wenige auswählen, die aus praktischen Erwägungen eingeteilt werden in lokale und regionale Punkte, Fernpunkte, kontralaterale oder oppositionelle Punkte und Sonderpunkte (spezifische und symptomatische Punkte sowie Ohrakupunkturpunkte) (*s. S. 30 ff*).

Diesem Verfahren liegt eine »Positiv-Liste« zugrunde.

Ausgehend von der gesamten Körperoberfläche können die geeigneten Punkte auch durch Ausschluß einer »Negativ-Liste« ermittelt werden.

Punkte der »Negativ-Liste«

1. *Gefährliche* Punkte, z. B. nahe dem Augapfel, in kritischer Nähe von inneren Organen, Nervenbahnen, großen Blutgefäßen.

2. Übermäßig *schmerzhafte* Punkte, z. B. an Finger- und Zehenspitzen, Fußsohle; niemand soll unnötig gequält werden!;

3. Punkte, die dem Patienten unnötige *Unbequemlichkeiten* bereiten, z. B. Einschränkung der Bewegungsfreiheit unter der Geburt;

4. Zum Intimbereich gehörende Punkte: Genitalbereich und weibliche Brust.
   Die von *Buchheit* 1985 propagierte »intravaginale Akupunktur« wird von uns aus diesem Grunde bewußt vermieden; sie verletzt auch ein wichtiges Tabu der chinesischen Heilkunst (*vgl. hierzu auch S. 105*).

Auch hier kommt das oben genannte Ordungsschema der traditionellen Punkte zur Anwendung, wobei die Akupunkturformel bei der Einschätzung der einzelnen Punkte hilfreich ist (*s. S. 45*).

Das wichtigste Behandlungsprinzip lautet »*Nil nocere!*« (»Niemals Schaden zufügen!«). Dies bedeutet, daß diese (mikro-)invasive Methode nach strengstem westlichen Sicherheitsstandard praktiziert werden muß. Erreicht wird dies am ehesten durch sorgfältige Einhaltung eines festen *Sicherheitskatalogs*, der auf S. 54 dargestellt ist.

Schließlich soll die Akupunktur grundsätzlich aus einer *ganzheitlichen Betrachtungsweise* heraus praktiziert werden. Das heißt, daß alle den Patienten betreffenden Aspekte zu berücksichtigen sind, aber auch, daß alle uns zur Verfügung stehenden therapeutischen Möglichkeiten, empirische wie wissenschaftlich begründete, in sorgfältiger Abwägung genutzt werden sollen. Somit empfiehlt es sich, die Akupunktur nie isoliert, sondern immer nur als integralen Bestandteil eines therapeutischen Gesamtkonzepts einzusetzen.

Nur so läßt sich diese wertvolle asiatische Behandlungsmethode in unserer westlichen Gesellschaft, in der von jedem Therapeuten ein Höchstmaß an Verantwortung verlangt wird und dieses notfalls sogar eingeklagt werden kann, sinnvoll und problemlos anwenden.

Klinischer Einsatz der Akupunktur

Da die Akupunktur im wesentlichen eine praktische Kunst ist, muß ihrer Anwendung eine entsprechende praktische Schulung vorausgehen, wie sie bereits von zahlreichen Instituten und Gesellschaften angeboten wird. Die folgende Zusammenfassung praktischer Anwendungsregeln für den klinischen Einsatz der Akupunktur soll dem Anfänger den Einstieg in diese Heilkunst erleichtern.

Voraussetzungen. Vor jeder Akupunktur ist zunächst eine möglichst genaue *Diagnose nach medizinisch gesicherten Kriterien* zu stellen. Alle diagnostischen Möglichkeiten, die uns heute zur Verfügung stehen, müssen hierbei genützt werden, soweit dies zur Klärung der klinischen Situation erforderlich ist. Traditionelle chinesische Zungen- oder Pulsdiagnostik können dabei für uns keine Grundlage sein. In einem Haftpflichtprozeß hätte kein medizinischer Gutachter hierfür Verständnis.

Der nächste Schritt ist, die *Vorbedingungen* zu prüfen, die bei einer Akupunkturbehandlung gegeben sein müssen, um Behandlungsfehler zu vermeiden und sich und seinen Patienten Mißerfolge und Enttäuschungen zu ersparen:

— eine Indikation zur Akupunktur muß gegeben sein;
— Kontraindikationen müssen ausgeschlossen werden;
— der Patient muß für die Akupunktur geeignet sein.

Dies wird im einzelnen noch näher erläutert.

Technik. Erst wenn diese Voraussetzungen erfüllt sind, kann man sich dem eigentlichen Akupunktieren zuwenden. Dabei kommt es darauf an, sich einer Technik zu bedienen, die den Patienten möglichst wenig irritiert, aber dennoch in der Lage ist, ein optimales Reizangebot über die Nozizeptoren zu erzielen, so daß der gewünschte therapeutische Effekt eintritt. Da die Methode des Akupunktierens in einer kalkulierten (Mikro-)Verletzung des Patienten besteht, trägt der Akupunkteur in besonderem Maße die Verantwortung, die hiermit verbundenen Risiken so klein wie nur irgend möglich zu halten. Nur durch die strikte Einhaltung eines entsprechenden Sicherheitskataloges (s. u.) läßt sich das Behandlungsrisiko praktisch auf Null reduzieren.

Auch muß der oder die Lernende von Anfang an mit den *möglichen Komplikationen* einer Akupunkturbehandlung vertraut gemacht werden, um diese möglichst zu vermeiden oder ihnen wenigstens sofort zweckmäßig begegnen zu können.

Sicherheitskatalog für die Akupunkturtherapie

1. Strenge Befolgung von Asepsis und Antisepsis:
   Desinfektion der Haut; Verwendung von sterilen Einmal-Nadeln;

2. Reduzieren des Verletzungsrisikos auf ein Minimum:
   kein zu tiefes Einführen der Nadeln, es sei denn bei oberflächlicher Stichrichtung; gefährliche Regionen meiden; besondere Vorsicht über großen Gefäßen oder anderen gefährdeten Strukturen; Verwendung von möglichst wenig Nadeln;

3. Keine rigorosen manuellen Stimulationen an den eingeführten Akupunkturnadeln:
   lediglich leichte Dreh- und Auf- und Abwärtsbewegungen; apparative Stimulation mit Hilfe von Elektrostimulationsgeräten, Laser o. ä. sind hilfreich, bergen aber manchmal auch besondere Risiken;

4. Sorgfältige Lagerung, besonders bei der ersten Akupunktursitzung, und Beobachtung der Patientin während der gesamten Akupunkturbehandlung, um unerwünschten Reaktionen sofort begegnen zu können;
   bei orthostatischem Kollaps: sofortige Flachlagerung der Patientin und Entfernung der Nadeln;
   bei ungebührlichen Schmerzen: unverzügliches Zurückziehen oder gänzliches Entfernen der Nadel; ein Vena-cava-Syndrom in der Spätschwangerschaft ist durch Seitenlagerung leicht zu beheben bzw. zu vermeiden.

5. Behutsame Entfernung der Nadeln am Ende der Behandlung und kurze Kompression der akupunktierten Stellen mit sterilem Alkoholtupfer, um Nachblutungen und Infektionen des Stichkanals zu vermeiden.

Psychologische Erfordernisse. Aufgrund der psychophysiologischen Doppelnatur des Akupunktureffektes genügt es nicht, sich als Akupunkteur lediglich mit den somatischen und technischen Aspekten dieser Behandlung auseinanderzusetzen. Angemessene Zuwendung und Aufbau eines ausreichenden *Vertrauensverhältnisses* während aller Phasen der Akupunktur, schon in der Vorphase, also bereits vor Einführen der ersten Nadel, sind entscheidend für den Behandlungserfolg. Fehlt das nötige Vertrauen zum Therapeuten oder in die Methode, so kann sich der Akupunktureffekt sogar umkehren und zu einer Verstärkung der Schmerzempfindlichkeit führen. Beispiel hierfür ist eine Veröffentlichung von *Bischoff* (1982), der unter strengen wissenschaftlichen

Kontrollbedingungen nachwies, daß der Geburtsschmerz nach Akupunktur von den Frauen seiner Studiengruppe stärker empfunden wurde als vor der Behandlung. Die meisten wissenschaftlichen Studien berücksichtigen die hochsensible psychophysiologische und interpersonelle Dynamik zu wenig, die gerade unter den Bedingungen einer kontrollierten, randomisierten Studie besonderen Belastungen unterliegt.

Als wertvolle Vorschule der Akupunktur hat sich die *Selbsterfahrung* erwiesen. Zum einen sollte jeder angehende Akupunkteur sich einmal selber akupunktieren. Hierzu eignet sich besonders die »langsame« Einstichtechnik (*s. u.*), etwa an dem Punkt Hegu (Di 4 der Hand). Zum andern sollte sich jeder angehende Akupunkteur auch von einer anderen Person einige Male akupunktieren lassen. Hierzu empfiehlt sich eher die auch am Patienten bevorzugte »kombinierte« Einstichtechnik (*s. S. 58 ff*), wobei verschiedene typische Punkte verwendet werden sollten, z. B. Baihui (LG 20), Hegu (Di 4) und Sanyinjiao (MP 6).

Indikationen

Es lassen sich primäre und sekundäre Indikationen unterscheiden.

Primär ist eine Akupunktur immer dann indiziert, wenn es sich um eine rein funktionelle Störung handelt, die allein durch Aktivierung der Selbstregulationskräfte des Organismus überwunden werden kann.

Eine *sekundäre* Indikation zur Akupunktur ist dann gegeben, wenn zwar genau definierte organische Störungen vorliegen, die übliche medizinische Behandlung aber nicht in der Lage ist, die begleitenden funktionellen Beschwerden ausreichend zu lindern. Hier kann die Akupunktur im Sinne einer adjuvanten Maßnahme eingesetzt werden. Dabei macht man sich die klinischen Hauptwirkungen der Akupunktur zunutze: Sedierung, Verminderung der Schmerzempfindlichkeit, Homöostaseförderung und Aktivierung der unspezifischen Immunabwehr.

Kontraindikationen

Generell können absolute und relative Kontraindikationen unterschieden werden.

Als *absolute Kontraindikationen* gelten

— *bösartige Erkrankungen;* ein Ansprechen des malignen Krankheitsgeschehens auf Akupunktur ist nicht zu erwarten, ähnlich wie der Verlauf von bösartigen Erkrankungen bisher durch die verschiedensten unspezifischen immunmodulierenden Behandlungsverfahren nicht nachweisbar positiv beeinflußt werden konnte. In bestimmten Fällen kann die Akupunktur allerdings im Rahmen der Schmerztherapie oder zur symptomatischen Behandlung von Allgemeinbeschwerden (z. B. Übelkeit, Schlaflosigkeit) eingesetzt werden. Bei fortgeschrittenem Krankheitsverlauf oder bei sehr heftigen Tumorschmerzen ist der Wert der Akupunktur jedoch fraglich.

— jede eindeutige *Indikation zu einem chirurgischen Eingriff,* etwa ein Mißverhältnis zwischen kindlichem Kopf und mütterlichem Becken oder eine stilgedrehte Ovarialzyste; hier kann die Akupunktur die warnende Symptomatik herabmildern und so zur Verschleierung der Diagnose beitragen.

— *akute bakterielle Infektionen;* darüber hinaus sind bei einem akutentzündlichen Herdgeschehen lokale Punkte absolut kontraindiziert, während regionale Punkte, d. h. solche in der näheren Umgebung des Herdes, außerordentlich hilfreich sein können.

— jede erhöhte *Blutungsneigung;* das gilt sowohl für die in unserem Fachbereich seltenen, aber außerordentlich bedrohlichen Gerinnungsstörungen als auch für Patienten, die mit Heparin oder Marcumar behandelt werden; nicht invasive Verfahren wie die Infrarot- oder Laser-Akupunktur sind hier natürlich unbedenklich.

— Akupunktur ist auch dann kontraindiziert, wenn in einer gegebenen klinischen Situation eine andere Behandlungsmethode anerkanntermaßen wirksamer ist. Dies ist ein grundsätzliches therapeutisches Prinzip und muß in besonderer Weise bei der Anwendung sog. Außenseiter-Methoden beachtet werden, solange diese wissenschaftlich nicht allgemein anerkannt sind.

Bei folgenden Personengruppen besteht eine *relative Kontraindikation:*

— *sehr alte Menschen,* wenn die psychodynamischen und physiologischen Reaktionen erheblich verlangsamt sind, so daß kaum ein therapeutischer Effekt erreichbar ist und die Behandlung eher als eine Belästigung empfunden wird;

— *Schwerkranke,* bei deren Betreuung intensivmedizinische Maßnahmen im Vordergrund stehen;

— Patienten mit *psychiatrischen Erkrankungen,* vor allem, wenn Selbst- oder Fremdgefährdung besteht;

— In der *Schwangerschaft* gelten traditionell eine Reihe von Punkten als kontraindiziert (*s. Tab. 7*). Dabei kommt den einzelnen Punkten oder der Akupunktur als solcher keine spezifische schwangerschaftsgefährdende Wirkung zu, vielmehr kann bei einer bereits latent geschädigten oder gefährdeten Schwangerschaft durch die Akupunktur eine bestehende vorzeitige Wehenbereitschaft verstärkt werden oder eine schon in Gang gekommene Fehl- oder Frühgeburt durch Abschwächen der Symptomatik unbemerkt voranschreiten; eine intakte Schwangerschaft hingegen wird durch eine lege artis durchgeführte Akupunktur nicht beeinträchtigt;

— *ausländische Patientinnen mit erheblichen Verständigungsproblemen;* hier kann aus Unkenntnis über die Methode die Angst vor der Akupunkturnadel unverhältnismäßig groß sein, so daß eine Blockierung oder gar Umkehrung des Akupunktureffektes zu befürchten ist; dies gilt auch für andere überängstliche Patienten, sofern es nicht gelingt, diese Angst zu überwinden.

Tabelle 7 **In der Schwangerschaft »verbotene« Punkte**[1]
(nach *Bachmann* 1980):

1. Monat[2]	Dadu (MP 2), Xingjian (Le 2)
2. Monat	Yangliangquan (Gb 34)
3. Monat	Laogong (Pe 8)
4. Monat	Yangchi (3E 4), Tianjing (3E 10), Neiguan (Pe 6)
5. Monat	Yinbao (Le 9)
6. Monat	Fenglong (Ma 40), Lidui (Ma 45), Shousanli (Di 10)
7. Monat	Lieque (Lu 7), Shaoshang (Lu 11)
8. Monat	Shangyang (Di 1), Erjiang (Di 2), Shousanli (Di 10), Quchi (Di 11)
9. Monat	Hegu (Di 4), Yongquan (Ni 1), Rangu (Ni 2), Fuliu (Ni 7)
Allgemein	Zusanli (Ma 36)

[1] Nach traditioneller Auffassung, nicht pathophysiologisch begründet.
[2] Die Differenzierung nach Schwangerschaftsmonaten ist historisch begründet.

Auswahlkriterien

Eignung der Patientinnen. Vor jeder Akupunktur muß bei der Prüfung der Vorbedingungen geklärt werden, ob die Patientin für die Anwendung einer Akupunktur geeignet ist.
Grundsätzlich ist jede Patientin für die Akupunktur geeignet, sofern sie hinlängliches Vertrauen zum Therapeuten und in die Methode selbst hat. Ist dies nicht gegeben und kann es auch nicht im Gespräch mit der Patientin aufgebaut werden, sollte man auf eine Akupunktur gänzlich verzichten.

Geeignete Punkte. Wie bereits dargestellt, stehen verschiedene Punktekategorien zur Auswahl, die einzeln oder in Kombination verwendet werden können (*s. S. 38 ff*). Dabei ist es bedeutsam, daß die verwendeten Punkte in einer geeigneten topographischen oder funktionellen Beziehung zum Ort der funktionellen Störung bzw. zum Ort der subjektiven Beschwerden stehen. Neben anatomischen und physiologischen Gesichtspunkten dürfen dabei auch die psychologischen Aspekte nicht außer acht gelassen werden. Das auf Seite 29 ff genannte *Ordnungsschema der traditionellen Akupunkturlehre* ist auch heute noch sehr nützlich, wenn auch unter neuen, modernen Gesichtspunkten. Wichtig sind somit die lokalen Punkte, die regionalen Punkte, die kontralateralen und oppositionellen Punkte sowie die Fernpunkte.

Auch die *spezifischen Punkte* haben sich in der Praxis bewährt, wenn auch die Spezifität dieser Punkte nur relativ ist und im einzelnen durchaus in Frage gestellt werden kann. Dies betrifft die von den traditionellen chinesischen Prinzipien abgeleiteten „spezifischen" Punkte, deren Spezifität sich aus den ihnen zugeschriebenen besonderen Funktionen ergibt (*s. S. 31 ff*). So kann man sich bei ausgewählten Patientinnen der sog. »Meisterpunkte« oder »Alarmpunkte« bedienen. Wertvoller sind aber vor allem jene „spezifischen" Punkte, die sich durch besondere klinische Wirkung auszeichnen und z. T. auch als »symptomatische Punkte« bezeichnet werden: Schmerzpunkte, Sedativpunkte, Homöostasepunkte, immunstimulierende Punkte und endokrine Punkte (*s. S. 35*).

Eine besondere Rolle kommt dem Punkt Baihui (LG 20) zu, dem Hauptsedativpunkt, dessen Verwendung von einigen Schulen zu Beginn fast einer jeden Akupunktursitzung empfohlen wird. Da er meist an sich schon kaum schmerzempfindlich ist, ist sein besonderer Wert auch aus psychologischer Sicht verständlich. Wenn der Patient hier gleich zu Anfang die Erfahrung macht, daß Akupunktur »gar nicht so schlimm« ist, kann sich die Toleranzbildung für die nachfolgenden Nadeln umso leichter aufbauen.

Aus der großen Zahl der zur Verfügung stehenden Punkte sollten die in der bereits genannten »Negativ-Liste« enthaltenen Stellen von der Akupunktur von vornherein ausgeklammert werden. (*s. S. 52*).

Beginnen sollte man eine Akupunktursitzung immer mit dem Punkt, der einem in der jeweiligen Situation am aussichtsreichsten erscheint. Dieser Punkt mit der größten prospektiven Wertigkeit kann mit Hilfe der Akupunkturformel (*S. 49*) leicht ermittelt werden. Mit zunehmender Erfahrung wird man diese Entscheidung aber mehr und mehr intuitiv treffen. Baihui (LG 20) wurde bereits als ein besonders beliebter Eröffnungspunkt erwähnt.

Die Wirkung der ersten Nadel sollte im allgemeinen kurz abgewartet werden, da die einsetzende Dynamik manchmal für das weitere Vorgehen mitberücksichtigt werden kann und gelegentlich schon mit der ersten Nadel die gesamte Symptomatik abklingt. Ansonsten nimmt man schrittweise den nächst aussichtsreichsten Punkt hinzu, bis der bestmögliche Primäreffekt erreicht ist. Eine Anzahl von zehn bis zwölf Nadeln wird man dabei selten überschreiten. Mit weiteren Nadeln läßt sich der Akupunktureffekt kaum steigern, da es hierfür eine Art Sättigungsgrenze zu geben scheint. Wird während eines symptomfreien Intervalls akupunktiert, so kann man selbstverständlich einen positiven Primäreffekt nicht schon während der Sitzung beurteilen und auch die Sequenz der einzelnen Akupunkturpunkte nicht vom Zwischenergebnis jeder einzelnen Nadel abhängig machen können. Dann begnügt man sich mit einer bewährten Kombination.

Technik der Akupunktur

In technischer Hinsicht kann man beim Akupunktieren drei Arbeitsphasen unterscheiden:

Das Einführen der Nadel. Dies kann mit Hilfe der *langsamen Methode* erfolgen, d. h., nach Aufsetzen der Nadelspitze auf die Haut wird diese unter feinen Drehbewegungen langsam bis in die vorgesehene Tiefe vorgeschoben. An einem aus Mulltupfern hergestellten Gazebällchen kann dies praktisch geübt werden. Nachteil bei der Anwendung dieser Methode am Patienten ist die größere Schmerzhaftigkeit. Gleichwohl ist dies die klassisch empfohlene Nadelungstechnik. Besonders wertvoll dagegen ist diese Technik für die Selbsterfahrung (z. B. an Hegu, Di 4), da hier die verschiedenen Empfindungsqualitäten an sich selbst genau studiert werden können: scharfer, genau lokalisierbarer Schmerz beim ersten Eindringen in die Haut (»epikritische« Sensibilität), bei weiterem Vorschieben rasches Abklingen dieses Schmerzes, dann weitgehend schmerzfreies Tieferdringen der Nadel (geringere Dichte der Nozizeptoren), bis schließlich eine dumpfe, schwer lokalisierbare Mißempfindung, verbunden mit Schwere- und Schwellungsgefühl, manchmal auch Wärmeempfindung aufkommt, jene protopathische Sensibilität, die nach alter chinesischer Auffassung »De-Qi-Gefühl« genannt wird. Letzteres muß nicht immer sehr deutlich ausgeprägt sein.

Nimmt beim Tieferschieben der Nadel diese Mißempfindung weiter zu und kommt man schließlich nahe an die Toleranzgrenze heran, so ist die endgültige Einstichtiefe erreicht. Gelegentlich muß die Nadel wieder unter feinen Drehbewegungen 1-2 mm zurückgezogen werden, wenn die Mißempfindungen zu stark geworden sind. Ziel soll sein, ein möglichst großes Reizangebot dieser protopathischen Sensibilität zu erzielen, ohne dabei die Toleranzgrenze zu überschreiten.

Eine andere Einstichtechnik besteht in der *schnellen Methode*. Hierbei wird die Nadel in einer einzigen schnellen Bewegung in den Zielort gebracht. Viele erfahrene Akupunkteure bevorzugen diese Methode, dringen dabei aber aus Sicherheitsgründen nicht so sehr in die Tiefe. Vorteil ist dabei die geringere Schmerzhaftigkeit des Einstichs. Nachteilig aber ist die geringere Kontrolle beim tieferen Einführen der Nadel, was die Verletzungsgefahr erhöht. Außerdem ist eine feinere Austarierung der gerade noch gut tolerierbaren protopathischen Empfindung nicht möglich.

Wir bevorzugen deshalb eine *kombinierte Methode:* schnelles Einführen der Nadel durch die oberflächlichen Schichten der Haut, um den scharfen, unerwünschten, epikritischen Schmerz zu vermeiden oder möglichst klein zu halten (ähnlich wie bei einer i. m. Injektion), dann aber langsames Tieferschieben mittels vorsichtiger Drehbewegungen unter sicherer Vermeidung gefährdeter Strukturen, bis die gerade noch gut tolerierbare Reizung der Tiefensensibilität erreicht ist.

Die *Einstichrichtung* richtet sich nach der jeweiligen topographischen Situation: über Muskeln gelegene Punkte werden schräg oder senkrecht gestochen, am Stamm und überall dort, wo darunterliegende Strukturen gefährdet sind, bevorzugen wir einen flachen Einstichwinkel, um so die Nadel ausschließlich in den sicheren subkutanen Bereich einzuführen.

Auch die *Einstichtiefe* ist von den örtlichen Gegebenheiten abhängig zu machen. Über Muskelgruppen geht man so tief ein, bis die Reizung der tieferge-
legenen Rezeptoren stark genug, aber noch tolerierbar ist. Bei den flach in
den Subkutan-Bereich eingeführten Nadeln verfährt man ähnlich, was hier
meist bis zum Griff der Nadel ohne wesentliche Mißempfindungen möglich
ist. An der Kopfhaut setzt das dicht darunterliegende Periost dem Eindringen
eine natürliche Grenze. Ohrakupunkturpunkte werden nur wenige Millimeter
in senkrechter oder schräger Richtung eingestochen, so daß Perichondrium
und Ohrknorpel geschont werden.

Die Wirkphase. Sie schließt sich dem Einstichvorgang an. Genau genommen ist die Bezeichnung dieser Phase nicht ganz korrekt, da die dynamischen Prozesse des Akupunktureffektes bereits während des Einstichvorgangs einsetzen und das Resultat dieser Reaktion sich wahrscheinlich schon in den ersten
Sekunden entscheidet. Nachdem die Nadel ihre endgültige Position erreicht
hat, wird sie dort im allgemeinen für etwa 20 bis 30 Minuten belassen. In dieser
Zeit entwickelt sich zunächst eine lokale Reaktion, meist an der Hyperämiezone rund um die Nadel gut erkennbar, zu der die beschriebenen segmentalen
und zentralen Reaktionen unmittelbar hinzukommen. Nach einiger Zeit
klingt die lokale Reaktion allmählich wieder ab, was meist schon nach zehn
Minuten am Abblassen der Hyperämiezone erkennbar ist. Gelegentlich klingt
die behandelte Symptomatik schon kurz nach Einführen der Nadel völlig ab.
In diesen Fällen kann die Akupunktur schon nach wenigen Minuten beendet
werden. Bei chronischen Erkrankungen hingegen kann die empfohlene
Dauer der Einwirkphase auch überschritten werden.

Will man den Lokaleffekt verstärken bzw. länger aufrechterhalten und somit
den gesamten Akupunktureffekt intensivieren, so bieten sich die Methoden
der manuellen oder apparativen Stimulation an. Die *manuelle Stimulation* erfolgt durch feine Dreh- und/oder Auf-und-Ab-Bewegungen der Nadel, wobei
auch hier die Toleranzschwelle der Patientin beachtet werden muß. Weniger
anstrengend, dafür aber mit gewissen technischen Belästigungen (und Risiken) verbunden, ist die *apparative Stimulation* der Nadel mittels eines schwa-
chen, niedrigfrequenten Wechselstroms, der an ein oder zwei Nadelpaaren
über feine Elektrokabel angelegt wird. Hierbei wird meist eine Frequenz von
50 Hz bevorzugt. Die im Fachhandel erhältlichen Elektrostimulationsgeräte
ermöglichen im allgemeinen Stimulationsfrequenzen von zwei bis 200 Hz; lediglich in der Akupunkturanalgesie der Anästhesisten werden höhere Frequenzen, bis zu 2000 Hz, bevorzugt. Je nach klinischer Situation erfolgt die
Stimulation entweder kontinuierlich oder intermittierend, wobei der Effekt
der apparativen Stimulation dem der einfachen manuellen Reizung nicht
grundsätzlich überlegen ist.

Zu erwähnen sind auch einige *nichtinvasive Stimulationsverfahren,* bei denen
keine Akupunkturnadeln verwendet werden. Auch sie haben sich in bestimmten Fällen bewährt, wie etwa Moxa und Infrarot (Reizung der Thermorezeptoren) sowie Transkutane Elektrostimulation und Laser. Letzteres Verfahren
ist allerdings kostspieliger und erfordert besondere Sicherheitsmaßnahmen.

Das Entfernen der Nadeln. Dies soll behutsam geschehen, mit feinen Drehbewegungen, und kann mit einer letzten manuellen Stimulation verbunden werden. Dabei sollte man immer einen sterilen, alkoholgetränken Tupfer bereithalten, mit dem die punktierte Stelle kurze Zeit komprimiert wird. Dies verhindert eine Infektion des Stichkanals und bringt auch gelegentlich auftretende leichte Blutungen sofort zum Stillstand.

Anzahl der Sitzungen. Auch wenn es immer wieder vorkommt, daß eine einzige Behandlung genügt, um das Behandlungsziel zu erreichen, so sind doch im allgemeinen mehrere Sitzungen erforderlich. Diese können vom Zeitablauf her unterschiedlich geplant werden. Grundsätzlich besteht die Möglichkeit, Wiederholungssitzungen »bei Bedarf« durchzuführen, was unnötige Sitzungen im beschwerdefreien Intervall erspart, aber mitunter organisatorische Schwierigkeiten bereiten kann. Anderseits kann man auch von vorneherein eine feste Behandlungsserie vereinbaren, z. B. ein bis zweimal pro Woche, etwa sechs bis maximal zehn Sitzungen in einer Behandlungsserie. Generelle Empfehlungen bezüglich der Anzahl und des zeitlichen Abstands der einzelnen Sitzungen erscheinen recht willkürlich und sollten eher von Art und Verlauf der Störung selbst abhängig gemacht werden.

Bei nachfolgenden Behandlungen kann eine einmal bewährte Punktekombination im gleichen Sinne wiederholt werden. Dennoch ist es vorteilhaft, nach einer sorgfältigen Zwischenanamnese das ursprüngliche Behandlungsprogramm je nach Verlauf bei jeder neuen Sitzung zu modifizieren und der aktuellen Situation anzupassen. Die jeweils verwendeten Punkte sollten nach jeder Sitzung in den Krankenunterlagen sorgfältig dokumentiert werden. Manche akupunkturerfahrene Patienten bringen eigene Punktevorschläge ein, die im allg. im Sinne der Ah-Shi-Punkte berücksichtigt werden sollten.

Praktisches Geschick in den geschilderten manuellen Fertigkeiten der Akupunktur zu entwickeln, ist für den im medizinischen Bereich bereits Tätigen kein wirkliches Problem, zumal hier keine grundsätzlich neuen Fähigkeiten abverlangt werden. Wichtiger ist es, von Anfang an auch die Risiken dieses invasiven Verfahrens klar vor Augen zu haben und durch entsprechendes Verhalten mögliche Gefahren für den Patienten sicher zu vermeiden.

Mögliche Komplikationen

Verschiedene typische Komplikationsmöglichkeiten müssen bedacht werden. Jeder Akupunkteur sollte sie kennen, um im Ernstfall richtig handeln zu können. Die bedeutsameren unter ihnen lassen sich allerdings ausnahmslos durch Beachtung der Sicherheitsregeln von vorneherein vermeiden (*s. S. 54*).
Man kann zwischen direkten und indirekten Komplikationen unterscheiden. Darüberhinaus spricht man nach ihrem zeitlichen Eintreten von Früh- bzw. Spätkomplikationen.

Direkte Komplikationen. Sie stehen mit der Methodik der Akupunktur in unmittelbarem Zusammenhang. Im einzelnen sind dies

— Blutungen und Hämatombildungen durch Verletzung von venösen oder arteriellen Blutgefäßen, besonders wenn eine Blutungsneigung besteht;
— Pneumothoraxbildung bei Verletzung der Pleura (Diese Gefahr besteht bei allen Punkten im Bereich der Interkostalräume oder der oberen Thoraxapertur;
— Infektionen durch Übertragung von Bakterien, Viren oder anderen infektiösen Mikroorganismen; vor allem die Gefahr einer Hepatitis- oder HIV-Infektion muß durch strenge Einhaltung von Asepsis und Antisepsis sicher vermieden werden!
— starke, ungebührliche (»lanzierende«) Schmerzen, die durch die direkte Läsion eines Schmerzrezeptors, einer Nervenfaser oder gar eines Nervenstammes ausgelöst werden und die Entwicklung des gewünschten Akupunktureffektes stören; durch Zurückziehen der Nadel wird dieses Problem schnell beseitigt;
— akute orthostatische Kreislaufdysregulation; sie kann sich wenige Minuten nach Einführen der Nadeln durch Schwindel und Blässe ankündigen, falls am sitzenden Patienten genadelt wurde. Durch sofortige Flachlagerung kann das Vollbild eines Kreislaufkollapses immer rechtzeitig vermieden werden. Es muß also eine Liege in unmittelbarer Nähe bereitstehen, falls man nicht von vorneherein nur am liegenden Patienten akupunktiert; in der fortgeschrittenen Schwangerschaft muß in Rückenlage auch an die Gefahr eines Vena-cava-Kompressions-Syndroms gedacht werden, das sich durch Seitenlagerung vermeiden bzw. sofort beseitigen läßt.
— Festsitzen der Nadel; gelegentlich läßt sich eine Nadel nach Akupunktur nicht mehr so einfach entfernen, was dem Unerfahren einen panischen Schrecken einjagen kann; dies entsteht durch Gewebeverspannungen um die Nadel nach Veränderung der ursprünglich eingenommenen Körperhaltung. Wiedereinnahme der Ausgangshaltung und leichte Massage um die Nadel ermöglichen immer die problemlose Entfernung unter leichten Drehbewegungen.
— die »vergessene« Nadel; sie ist sicher eine harmlose Komplikation, sorgt aber oft für unnötige Aufregung, wenn sie verspätet zu Hause vom Patienten entdeckt wird, etwa in den Haaren oder in der Kleidung; deshalb sollte man die Akupunkturnadeln beim Einführen und Entfernen genau abzählen und dies auch in den Krankenunterlagen protokollieren.
— die »abgebrochene« Nadel, sie gehört mit der Verwendung von Einmal-Nadeln der Vergangenheit an, war aber früher (und ist in China noch heute) eine gefürchtete Komplikation, die durch Ermüdungsbrüche alter, häufig wiederverwendeter Nadeln sowie durch das Anlegen von galvanischem Strom zustande kam; sie machte u. U. die chirurgische Entfernung des im Gewebe verbliebenen Nadelstückes erforderlich.

Als *Spätkomplikation* ist vor allem eine verzögert auftretende Müdigkeit mit Verlängerung der Reaktionszeit zu erwähnen, ausgelöst durch neuroendokrine Nachschwankungen. Vor allem beim ambulanten Akupunktieren kann der unvorbereitete Patient bei der Heimfahrt hinter dem Steuer seines PKWs davon überrascht werden, was gefährliche Verkehrssituationen verursachen kann. Der Patient muß deshalb von vorneherein darüber aufgeklärt werden, daß er vorübergehend nur bedingt straßenverkehrstauglich ist, ähnlich wie auch nach der Einnahme eines stärkeren Schmerzmittels, und daß er im Falle einer plötzlich aufkommenden Müdigkeit unbedingt eine Fahrpause einlegen sollte.

Indirekte Komplikationen. Sie können durch falschen Einsatz der Akupunktur, d. h. durch unzureichende Berücksichtigung der notwendigen Voraussetzungen und Nichtbeachtung bestehender Kontraindikationen verschuldet werden, auch wenn die Akupunktur selbst lege artis durchgeführt wurde. Folgende schwerwiegende indirekte Komplikationen müssen bedacht werden:

— Übersehen einer wichtigen chirurgischen Indikation mit allen daraus folgenden Konsequenzen,
— Verkennung einer bösartigen Erkrankung oder Verzögerung der richtigen Diagnosestellung, wodurch sich die Prognose der Patientin entscheidend verschlechtern kann,
— Verkennung von akuten Gefährdungszuständen, die ein spezifischeres Eingreifen erforderlich machen (z. B. eine Präeklampsie: Hier kann durch die Akupunktur sogar ein eklamptischer Anfall provoziert werden!)
— Verkennung von Suizidgefahr oder Fremdgefährdung bei psychisch Kranken oder Suchtpatienten sowie
— juristische Komplikationen, die in unserer Gesellschaft zunehmend häufiger werden und dem Akupunkteur aus allem vorher Gesagten erwachsen können; wegen der Wichtigkeit dieses Aspektes soll darauf später noch gesondert eingegangen werden.

Weitere Komplikationen. Werden außer der klassischen Akupunktur auch apparative Stimulationsverfahren verwendet, muß mit der Möglichkeit weiterer Komplikationen gerechnet werden.

Unter *Elektrostimulation* über die Körpermitte hinweg kann es zu Herzrhythmusstörungen kommen, besonders wenn bereits eine Vorschädigung des Herzens existiert. Der Punkt Neiguan (Pe 6) sollte generell wegen dieser Gefahr nicht elektrostimuliert werden. Weiterhin können bestimmte Herzschrittmacher durch Elektrostimulation gestört werden. Bei Epileptikern besteht die Gefahr, einen epileptischen Anfall auszulösen.

Auch die moderne *LASER-Akupunktur* ist nicht ganz ungefährlich. Beim LASER (*L*ight *A*mplification by *S*timulated *E*mission of *R*adiation) werden kohärente und somit in gleicher Phase schwingende Lichtbündel derselben Wellenlänge verwendet. Obwohl nur energieschwache Laser, sog. Soft-Laser, zur Akupunktur zugelassen sind, kann die Netzhaut durch einen direkt auf sie gerichteten Strahl geschädigt werden. Nach der neuesten medizinischen Geräteverordnung (MedGV) sollte beim Gebrauch eines Lasers von allen im Raum befindlichen Personen eine stark abdunkelnde Laser-Schutzbrille getragen werden, was seine Verwendung in der Geburtshilfe schon aus psychologischen Gründen stark einschränkt.

Kleine Nadelkunde

Der Erfolg einer Akupunktur hängt nicht zuletzt auch von der Qualität der verwendeten Akupunkturnadeln ab (*Abb. 14*). Deshalb soll kurz auf die verschiedenen Nadeltypen eingegangen werden, die zur Verfügung stehen.
Die besten klinischen Eigenschaften finden sich bei Nadeln aus modernem Edelstahl. Darüber hinaus gibt es Nadeln aus Gold, Silber, Molybdän sowie aus verschiedenen Metallegierungen, denen in der klassischen Literatur, aber auch von manchen heutigen Autoren besondere Eigenschaften zugeschrieben werden.

Mehrfach verwendbare Nadeln. Grundsätzlich ist es möglich, mehrfach wiederverwendbare Nadeln zu benutzen, wie dies aus Kostengründen in China vorwiegend auch heute noch der Fall ist. Dies verpflichtet den Akupunkteur dazu, vor jeder erneuten Verwendung für eine sichere Sterilisation der Nadeln zu sorgen. Aber auch andere Probleme ergeben sich dabei: Schon nach wenigen Anwendungen kann die feine Nadelspitze leiden (Stumpfwerden, Häkchenbildung usw.). Sie muß dann nachgeschliffen werden, wozu Spezialwerkzeuge und besondere Erfahrung nötig sind. Am meisten gefürchtet ist die Gefahr, daß eine Nadel durch Ermüdungsbrüche schließlich im Gewebe abbricht und somit die operative Entfernung des abgebrochenen Stückes erforderlich wird.

Einmal-Nadeln. Durch die ausschließliche Verwendung von Einmal-Nadeln können all diese Probleme vermieden werden. Auch bei Injektionskanülen werden bei uns im klinischen Bereich aus denselben Gründen schon seit längerem ausschließlich Einmal-Nadeln verwendet. Dies ist der sicherste Weg, die iatrogene Übertragung von so gefürchteten Krankheiten wie Hepatitis und AIDS zu vermeiden. Für die Qualität dieser medizinischen Einmal-Artikel existiert eine internationale Sicherheitsnorm GMP (*G*ood *M*anufactoring *P*ractice), die in Deutschland allerdings bisher noch nicht gesetzlich vorgeschrieben ist. Deshalb gibt es auf dem deutschen Markt auch einige kleinere Anbieter, die aus Kostengründen diese Norm nicht erfüllen. Daran sollte der Akupunkteur bei der Wahl seiner Nadeln denken. Wichtige *Qualitätskriterien,* auf die man Wert legen sollte, sind:

— Die Nadeln sollten mit Ethylen-Oxid-Gas sterilisiert sein.
— Jede Nadel sollte einzeln in einer sicheren Blisterverpackung versiegelt sein.
— Die Verpackung sollte das Herstellungsdatum sowie eine Kontrollnummer tragen.

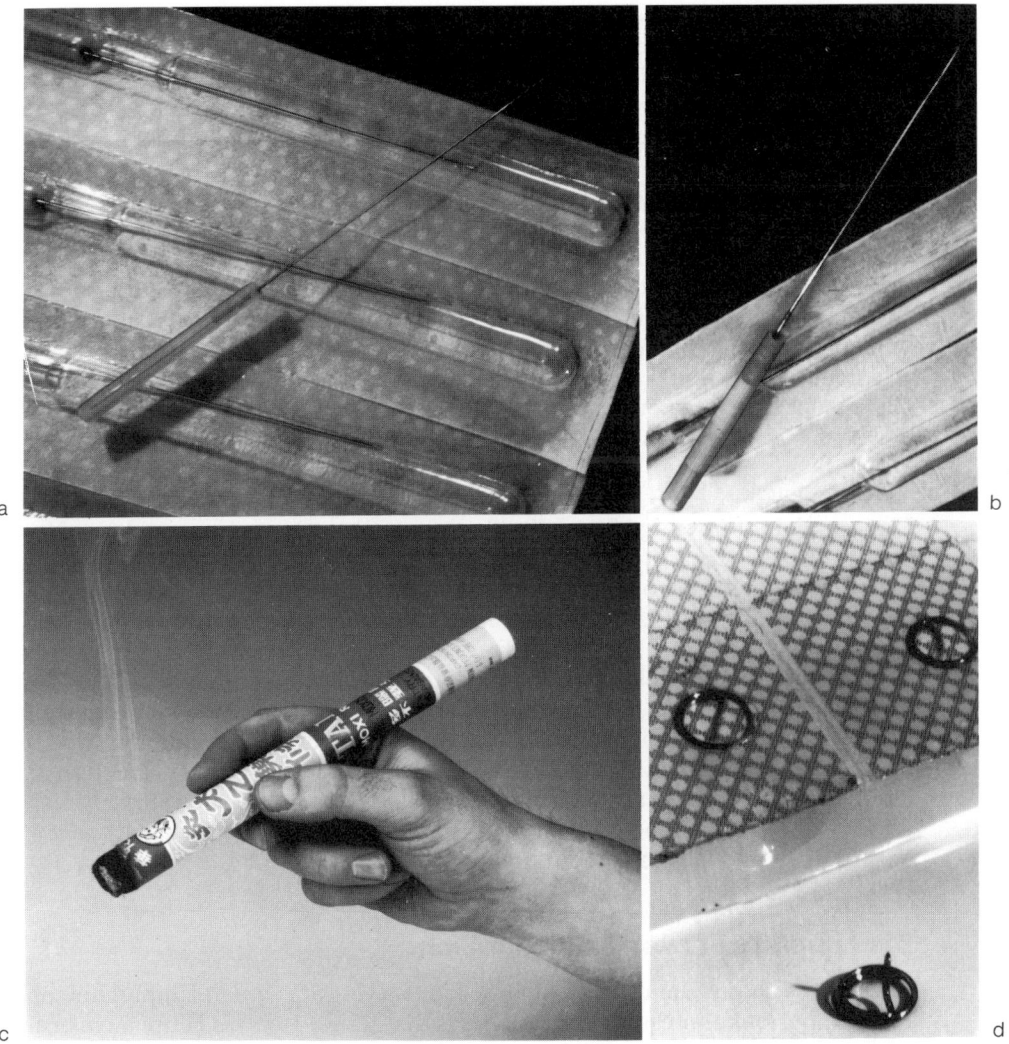

Abb. 14   Akupunktur-Instrumentarium
      a und b . . .   Klassischer Nadeltyp
      c . . . . . .   Moxa-Zigarre
      d . . . . . .   Dauernadel

Firmen, die sich an diese strenge internationale Sicherheitsnorm GMP halten, geben meist eine Garantie für die Haltbarkeit ihrer Nadeln, im allgemeinen für die Dauer von drei Jahren.

Die Nadelstärke variiert zwischen 0,12 und 0,35 mm. Bei uns haben sich vor allem Nadeln der Stärke 0,25 und 0,30 mm bewährt. Zur besseren Erkennbarkeit sind sie meist durch Einfärbung des Nadelgriffes nach einem internationalen Farb-Code gekennzeichnet (lila = 0,25 mm; braun = 0,30 mm).

Eine Variante der Einmal-Standard-Nadeln (»B-Typ« der GMP-Norm) ist die Nadel mit sterilem Führungsröhrchen, die vor allem in Japan sehr beliebt ist (»C-Typ« der GMP-Norm). Letzteres erleichtert die »schnelle« Phase des Einstichvorgangs, indem man das Führungsröhrchen auf den Akupunkturpunkt aufsetzt und mit dem Zeigefinger auf die oben mit der Griffseite herausragende Nadel klopft. Damit wird gleichzeitig verhindert, daß das mittlere Nadelstück durch Fixieren mit der Hand unsteril wird. Das weitere Einführen der Nadel geschieht nach Abziehen des Führungsröhrchens in der üblichen Weise.

Dauernadeln. Für einige Spezialindikationen gibt es noch einen anderen Nadeltyp, die Dauernadel. Das ist eine winzige Nadel von knapp 2 mm Länge, die von einem umgebogenen kleinen Ring ausgeht, der als Basis dient. Sie wird nicht eingestochen, sondern auf den Akupunkturpunkt aufgesetzt und dort mit einer kleinen Klebefolie fixiert. Eine Dauernadel kann für ein bis zwei Wochen in situ belassen werden, sofern keine Entzündungszeichen auftreten. Der Patient selbst kann von Zeit zu Zeit durch feine Druckmassage mit dem Zeigefinger sozusagen »bei Bedarf« die Nadel erneut stimulieren, wobei die Nadelspitze allmählich ins Gewebe hineingleitet. Auch dieser Nadeltyp ist als Einmal-Artikel in steriler Einzelverpackung erhältlich. Bewährt hat sich dieser Nadeltyp z. B. bei chronischen Beschwerden, aber auch zur Raucherentwöhnung und Gewichtsreduktion.

Die Akupunktur aus rechtlicher Sicht

Nachdem sich die Bundesärztekammer im Gegensatz zu den Empfehlungen einer Expertenkommission der WHO aus dem Jahre 1979 bis heute nicht entschließen konnte, die Akupunktur in die Liste der empfohlenen Behandlungsverfahren aufzunehmen, zählt diese bei uns noch immer zu den sog. Außenseitermethoden. Dies hat nicht nur zur Folge, daß von seiten der Krankenkassen keine Verpflichtung zur Kostenübernahme besteht, sondern es hat auch weitreichende juristische Konsequenzen, deren sich jeder auf diesem Gebiet Tätige bewußt sein sollte.

Aus rechtlicher Sicht erfüllt jeder Heileingriff zunächst einmal den Tatbestand einer Körperverletzung. Damit dieser zulässig ist, sind vom Gesetz an ihn zwei Bedingungen geknüpft: Er bedarf einer besonderen Rechtfertigung, die in der Regel durch eine »wirksame Einwilligung« gegeben ist, und er darf nicht »gegen die guten Sitten« verstoßen.

Die *Einwilligung* des Patienten wird erst dann »wirksam« im juristischen Sinne, wenn ihr eine hinreichende Aufklärung über Art, Zweck, Tragweite und die besonderen Risiken einer Behandlung vorausgegangen ist. Handelt es sich um eine Außenseitermethode, so werden an die Aufklärung allgemein höhere Ansprüche als sonst gestellt. Sie muß dann auch den Hinweis enthalten, daß die vorgesehene Behandlung nicht allgemein anerkannt ist. Außerdem muß auf anerkannte schulmedizinische Alternativen hingewiesen werden, und deren Erfolgsaussichten dargelegt werden. Wird dies versäumt, so kann die Einwilligung des Patienten als »unwirksam« gelten, und die nachfolgende Behandlung kann als Behandlungsfehler (»Kunstfehler«) gewertet werden.

Gegen die guten Sitten verstößt eine Behandlung immer dann, wenn eine Therapieform eingesetzt wird, die nach Auffassung der medizinischen Wissenschaft als aussichtslos angesehen wird. Der behandelnde Arzt ist aufgrund seiner »Garantenstellung« dazu *verpflichtet,* die jeweils bestmögliche Behandlung einzusetzen.

Als Arzt beruft man sich gerne auf die *Behandlungsfreiheit,* die in §1, Absatz 3 der Bundesärzteordnung festgeschrieben ist und jedem Arzt die freie Wahl der Behandlung nach seinem ärztlichen Gewissen zusichert. Diese Freiheit gilt aber nur dort, wo bezüglich Wirksamkeit und Risiken *gleichwertige* Behandlungsmethoden zur Verfügung stehen.

Die strafrechtliche Grenze der Behandlungsfreiheit liegt dort, wo die Überlegenheit eines anderen Verfahrens allgemein anerkannt ist. Die *Generalpflichtenklausel,* wie sie in §1, Absatz 2 der Bundesärzteordnung niedergelegt ist, verpflichtet den Arzt u. a. zur Sorgfalt, zu verantwortungsbewußtem Handeln und zur Beachtung der Regeln der *medizinischen Wissenschaft(!).*

Wer dies nicht beachtet, setzt sich leicht dem Vorwurf eines Behandlungsfehlers aus, mit all seinen strafrechtlichen und und zivilrechtlichen Folgen. Wenn man allerdings die hier aufgezeigten Grundsätze für die Anwendung der Akupunktur befolgt, verliert diese den Charakter einer Außenseitermethode, da man sich ausschließlich nach anerkannten Grundsätzen der medizinischen Wissenschaft richtet.

An entsprechend geschulte Hebammen und Krankenschwestern kann der verantwortliche Arzt die Durchführung der Akupunktur im Einzelfall delegieren, ähnlich wie dies auch bei der Verabreichung von Injektionen gehandhabt wird. Hierfür eignen sich besonders

— die Akupunktur zur Geburtserleichterung bei ansonsten ungestörtem Geburtsverlauf;
— die Akupunktur zur Geburtsvorbereitung, z. B. im Rahmen eines der üblichen Geburtsvorbereitungskurse;
— die Akupunktur bei verschiedenen Stillproblemen, solange keine schwerwiegenden krankhaften Veränderungen vorliegen.

Akupunktur in der Geburtshilfe

Bedeutung der Akupunktur

Das gesamte traditionelle Verständnis des chinesischen Altertums bezüglich Empfängnis, Schwangerschaft, Geburt, Wochenbett und Stillzeit und die daraus abgeleiteten traditionellen Behandlungsempfehlungen finden sich besonders schön bei *Bob Flaws* (1983) zusammengefaßt und soll hier nicht im einzelnen wiederholt werden.

Die ganzheitliche Sichtweise. Schon die traditionelle chinesische Vorstellung vom Zustandekommen einer Schwangerschaft zeigt deutlich, wie sehr diese vom damaligen Zeitverständnis geprägt war und nicht einfach gleichwertig neben unser heutiges Wissen eingeordnet werden kann. So glaubte man, daß sich bei der Empfängnis »das Rote« der Mutter (Menstruationsblut) mit »dem Weißen« des Vaters (Samen) zu dem neuen Leben des Kindes vermischt, dessen künftige Gesundheit der chinesische Arzt an Beschaffenheit und Aussehen von Menstruationsblut und Samenflüssigkeit prognostizierte, wobei auch der Stand von Sonne und Mond sowie die jeweilige Jahreszeit für Geschlecht und Vitalität des Kindes als entscheidend angesehen wurde.

So sehr diese alten Vorstellungen mit dem damaligen kosmischen Gesamtverständnis und den praktisch-medizinischen Auffassungen jener Epoche harmonierten, sind sie doch heute nicht mehr zeitgemäß. Dennoch ist dem alten wie dem neuen Verständnis eines gemeinsam: das Bemühen um ein *ganzheitliches* Verständnis, das alle Seinsebenen der Natur bzw. das gesamte verfügbare Wissen vom Menschen berücksichtigt und dieses einbindet in ein umfassenderes Verständnis vom Universum, in dem wir uns als integraler Teil befinden. Das Spektrum dieser Sicht reicht heute von der modernen Kosmologie und Astrophysik über die biochemische und biologische Evolution bis hin zum heutigen Menschen in der modernen Industriegesellschaft und der besonderen Rolle der Frau innerhalb derselben, mit all ihren physiologischen und psychosozialen Aspekten. Im Grunde müßten wir auch die am schwierigsten erfaßbare, aber sicher ebenfalls wichtige Dimension der Transzendenz einbeziehen, die ebenfalls Teil unserer Natur ist. Diese Dimension blieb lange von den »strengen« Naturwissenschaften unberücksichtigt, tritt aber gerade heute wieder durch ein neues Verständnis der modernen Physik (*Carl Friedrich von Weizsäcker* u. a.) und durch Forschungen über Grenzsituationen des Menschen (z. B. in der von *Moody* 1977 initiierten Thanatologie-Forschung) gleichsam von zwei Seiten her neu ins Blickfeld.

Für den praktischen geburtshilflichen Alltag bedeutet dies, daß in erster Linie die heute gültigen Konzepte der modernen Geburtshilfe und Perinatalmedizin Grundlage unseres Verständnisses sind, eingebettet in das Gesamtwissen unserer Zeit. Eine Fülle von neuen Erkenntnissen haben uns in den letzten Jahrzehnten ein früher nie gekanntes Maß an Sicherheit für Mutter und Kind ermöglicht, auf das heute niemand mehr ernsthaft verzichten möchte.

Hand in Hand mit dieser Entwicklung ging ein Überwiegen medizinisch-technischer Überwachungsmethoden im Kreißsaal, mit allen damit verbundenen psychologischen Belastungen.

Es ist vor allem das Verdienst von engagierten Persönlichkeiten wie *Frederick Leboyer, Michael Odent* oder *Sheila Kitzinger,* durch Rückbesinnung auf das Ideal einer natürlichen und sanften Geburt ein Umdenken eingeleitet zu haben. So ist in den letzten Jahren ein neuer Bedarf an unschädlichen, naturgemäßen Alternativen zu den zweifellos effektiven, aber oftmals auch risikobelasteten Methoden der modernen Geburtsmedizin entstanden, um die neuzeitlichen Therapiekonzepte durch sanftere Methoden zu ergänzen, in Teilbereichen sogar zu ersetzen.

Die Akupunktur stellt eine solche »sanfte« Alternative dar, die unsere therapeutische Palette erheblich bereichern kann, auch wenn bei moderner Betrachtungsweise ihre Grenzen im klinischen Einsatz deutlicher sichtbar werden. Dabei lassen sich die bekannten Hauptwirkungen der Akupunktur vielfältig nutzen.

In Analogie zu dem von *Leboyer* propagierten Ideal einer sanften Geburtshilfe sind wir in unserem Fachbereich bewußt um eine »sanfte Akupunktur« bemüht. Das heißt u. a.:

— behutsame, möglichst gut tolerierbare Nadelungstechnik (sog. »kombinierte« Technik),
— Beschränkung auf eine möglichst kleine Anzahl von Nadeln,
— weitgehender Verzicht auf Elektrostimulation, schon wegen der damit verbundenen größeren Immobilisation der Gebärenden, und
— einfühlsame, anteilnehmende Begleitung während aller Behandlungsphasen.

Im Mittelpunkt des geburtshilflichen Interesses steht hierbei oft der Einsatz der Akupunktur als Mittel zur Geburtserleichterung. Darüberhinaus haben sich aber innerhalb der Geburtshilfe eine Reihe weiterer Indikationen bewährt, die in der Zeit vor und nach der Geburt zur Anwendung kommen.

Geburtshilfliche Indikationen zur Akupunktur

I.   Indikationen vor der Geburt (im Verlauf der Schwangerschaft)

— Hyperemesis gravidarum
— Leichte EPH-Gestose bzw. schwangerschaftsinduzierte Hyperto-
   nie (bei mittelgradigen Formen hat die Akupunktur den Stel-
   lenwert einer adjuvanten Maßnahme)
— Schmerzhafte Zustände unterschiedlicher Art (somit Einspa-
   rung von Analgetika)
— Geburtsvorbereitung
— Raucherentwöhnung bei der schwangeren Frau (und dem wer-
   denden Vater); ihr kommt wichtige präventive Bedeutung für
   die Gesundheit des ungeborenen Kindes zu
— Beeinflussung der pathologischen Lage des Kindes (»sanfte
   Drehung« aus Beckenendlage oder Querlage)

II.   Indikationen unter der Geburt

— Geburtserleichterung bei der ungestört verlaufenden Geburt
   (als mildes Sedativum bei ängstlicher Verspannung, vor allem in
   der Vorphase und frühen Eröffnungsphase, und/oder zur Lin-
   derung der Wehenschmerzen, solange diese einen bestimmten
   Grad nicht überschritten haben)
— Protrahierte Geburt, sofern es sich um funktionelle Störungen
   handelt (Zervix-Dystokie und dysfunktionelle Wehenstörun-
   gen)
— Verzögerte Lösung der Plazenta in der Nachgeburtsperiode
— Familienorientierte Geburtshilfe: Gelegentliche Mitbehand-
   lung des geburtsbegleitenden Ehemanns oder Partners

III.   Indikationen nach der Geburt (in Wochenbett und Stillzeit)

— Verschiedene Schmerzzustände (z. B. Episiotomie-Beschwer-
   den, schmerzhafte Nachwehen, Wundschmerzen nach Kaiser-
   schnitt)
— Probleme im Zusammenhang mit der Stilltätigkeit, (schmerz-
   hafter Milcheinschuß bzw. Milchstauung, beginnende Mastitis,
   Stillschwäche durch mangelhafte Laktation)
— Verzögerte Rückbildung der Gebärmutter
— Atonische Blasenschwäche nach der Geburt
— Obstipation im Wochenbett
— Psychische Probleme im Wochenbett (depressive Verstim-
   mung, Schlaflosigkeit.

Eine regelmäßig in der klassischen wie auch in der neueren Literatur aufgeführte Indikation, das Auslösen einer künstlichen Fehlgeburt (Abtreibung), wurde in diese Liste der geburtshilflichen Indikationen bewußt nicht aufgenommen. Abgesehen von den seltenen Fällen einer echten medizinischen oder eugenischen Indikation ist ein Schwangerschaftsabbruch normalerweise keine ärztliche Aufgabe im Sinne des hippokratischen Eides. Im Falle eines indizierten Schwangerschaftsabbruches halte ich die westlichen Behandlungsmethoden für geeigneter, wobei die Akupunktur lediglich als begleitende Maßnahme zur Minderung der Beschwerden eingesetzt werden kann. Die hierfür geeigneten Punkte sind dieselben, die auch zur Geburtserleichterung Verwendung finden und dort besprochen werden. Daß allerdings eine intakte Schwangerschaft allein durch eine lege artis durchgeführte Akupunktur künstlich beendet werden kann, wie dies in der klassischen Akupunkturliteratur beschrieben und in einigen populären Magazinen bei uns wiederholt in spektakulärer Weise aufgegriffen wurde, erscheint sehr zweifelhaft, wenn nicht gleichzeitig entsprechende Manipulationen an Zervix oder Uterus vorgenommen werden.

Akupunktur während der Schwangerschaft

Gerade während der Schwangerschaft erweist sich die Akupunktur für den modernen Geburtshelfer als eine sehr wertvolle zusätzliche Behandlungsmöglichkeit. Seit der Thalidomid-Katastrophe, die sich in den Jahren 1958 bis 1963 ereignete, bis schließlich die Ursache in dem als harmlos geltenden Beruhigungsmittel Contergan entdeckt wurde, sind wir äußerst kritisch mit der Verordnung von Medikamenten in der Schwangerschaft. Die Akupunktur kann hier oft ein therapeutisches Vakuum füllen.

Hyperemesis gravidarum. Hier ist Akupunktur besonders lohnend. Ihre Ursachen sind bis heute nicht vollständig geklärt, doch ist anzunehmen, daß neben hormonellen – nach neuerer Erkenntnis auch immunbiologischen – Gründen auch psychosoziale Faktoren eine Rolle spielen. Außer den bisher bewährten Behandlungsprinzipien (z. B. beruhigende psychologische Führung, Diät, Abschirmung von störenden Einflüssen, Überwachung der Ernährungsbilanz der Schwangeren und des kindlichen Wachstums, Verordnung von Vitamin-B_6-Präparaten und milden Magentherapeutika, Elektrolyt-Kontrollen und gegebenenfalls deren Substitution) vermag die Akupunktur hier oftmals die Situation innerhalb kurzer Zeit deutlich zu bessern.
Therapiepunkte sind in *Abb. 15* dargestellt; ihre exakte Lokalisation ist im Akupunkturpunkte-Verzeichnis auf S. 131 ff nachzulesen (Dies gilt auch für die im Folgenden genannten Punkte):

▷ *Lokale Punkte*
  Zhongwan (KG 12, über dem Epigastrium)
  Shanzhong (KG 17, wenn auch retrosternal Mißempfindungen angegeben werden)

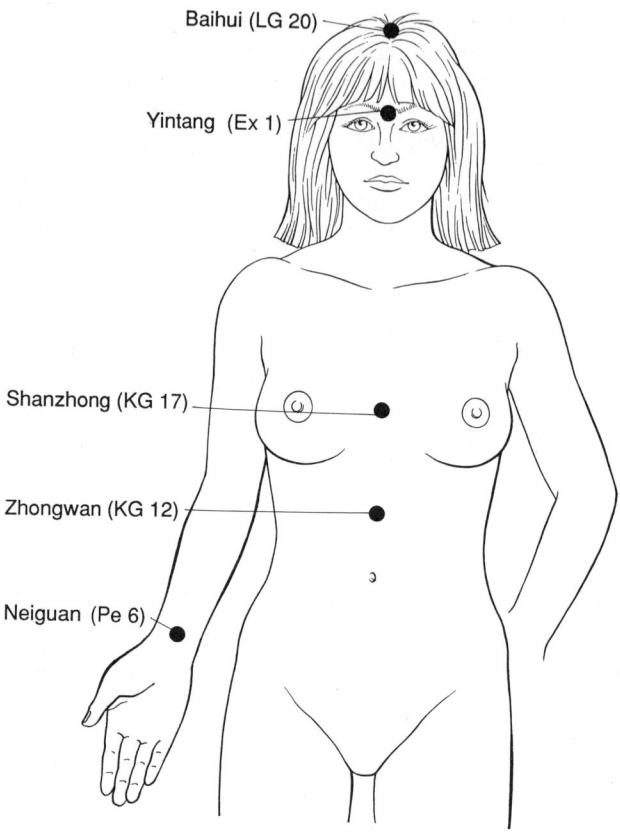

Baihui (LG 20)

Yintang (Ex 1)

Shanzhong (KG 17)

Zhongwan (KG 12)

Neiguan (Pe 6)

Abb. 15 Hyperemesis gravidarum

▷ *Sedativpunkte* (als symptomatische Punkte mit vorwiegend sedierender Wirkung)
Baihui (LG 20)
Neiguan (Pe 6, gilt u. a. als spezifisch gegen Übelkeit)
Shenmen (He 7).

Wenn die Schwangere ihre Beschwerden lokalisiert empfindet, sollte dies immer bei der Auswahl der Punkte mitberücksichtigt werden. Eindrucksvoll für uns war der Behandlungsverlauf bei einer Patientin, die zunächst auf die klassischen Punkte nicht ansprach, bei der aber wiederholt mit einer einzigen Nadel an atypischer Stelle, nämlich genau zwischen den Augenbrauen (dem traditionellen Punkt Yintang, Ex 1), für einige Tage völlige Beschwerdefreiheit erreicht werden konnte, nachdem sie uns auf merkwürdige Mißempfindungen genau in diesem Bereich in Verbindung mit ihrer Übelkeit aufmerksam gemacht hatte. Dieses Vorgehen entspricht dem klassischen Konzept der Ah-Shi-Punkte.

Vorzeitige Wehen bzw. drohende Fehl- oder Frühgeburt. Hier sind wir bewußt mit Akupunktur sehr zurückhaltend. Auch wenn der erreichbare sedative Effekt therapeutisch sehr willkommen ist, so muß man doch dagegen abwägen, daß eine in Gang kommende Fehl- oder Frühgeburt unter Akupunkturbehandlung symptomarm und somit unbemerkt fortschreiten kann. Beobachtungen dieser Art sind sicher der Grund dafür, daß zahlreiche Punkte traditionell in der Schwangerschaft als verboten gelten. Andererseits ist nicht zu erwarten, daß eine völlig intakte Schwangerschaft mit normaler Verschlußfunktion der Zervix durch eine lege artis durchgeführte Akupunktur beeinträchtigt werden könnte.

EPH-Gestose. Bei der Behandlung einer *leichten* EPH-Gestose oder schwangerschaftsinduzierten Hypertension kann die Akupunktur wiederum gute Dienste leisten. Natürlich dürften dabei die bewährten Behandlungsprinzipien nicht vernachlässigt werden: ausreichende Bettruhe, möglichst in Seitenlage, Abschirmung von Streßfaktoren und eine geeignete Diät. Außerdem ist die sorgfältige Überwachung von Mutter und Kind dringend geboten, um eine beginnende Plazentainsuffizienz bzw. ein Fortschreiten der Gestose mit all ihren gefährlichen Folgen nicht zu übersehen.
Therapiepunkte sind in *Abb. 16* zusammengestellt.

▷ *Symptomatische Punkte* sind die Sedativpunkte
   Baihui (LG 20)
   Sishencong (Ex 6)
   Neiguan (Pe 6)
   dazu evtl.
▷ *Meisterpunkt des Kreislaufsystems*
   Taiyuan (Lu 9).

Taiyuan ist oberflächlich zu nadeln.

Bei der *mittelgradigen* EPH-Gestose ist die Verantwortung des Arztes für das Wohl von Mutter und Kind so groß, daß die notwendigen medizinischen Maßnahmen Vorrang haben und die Akupunktur höchstens die Rolle einer adjuvanten Therapie spielen kann. Die stärkste *blutdrucksenkende* Wirkung wird dabei dem

▷ *Homöostasepunkt*
   Taichong (Le 3)

zugeschrieben, der nur liegend (bei Schwangeren in Seitenlage!) genadelt werden sollte, wegen der erhöhten Gefahr einer orthostatisch bedingten hypotonen Krise bzw. eines Vena-cava-Syndroms. Bei schwerer EPH-Gestose bzw. Präeklampsie ist die Akupunktur kontraindiziert, da ein eklamptischer Anfall provoziert werden kann. Hier sollte man unbedingt den bewährten Behandlungsprotokollen mit Reizabschirmung, zentraler Sedierung, effektiver medikamentöser Blutdrucksenkung und hochdosierter intravenöser Magnesiumgabe den Vorzug geben.

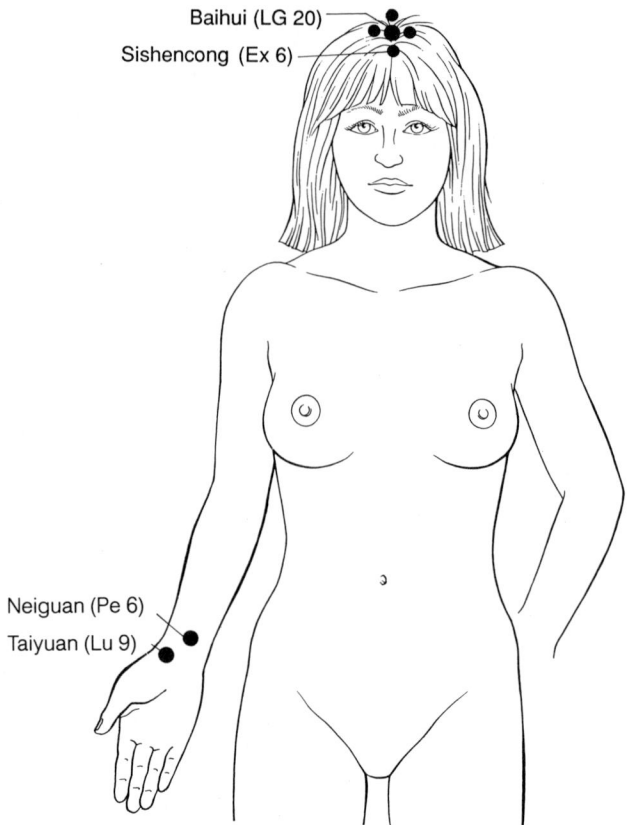

Baihui (LG 20)

Sishencong (Ex 6)

Neiguan (Pe 6)

Taiyuan (Lu 9)

Abb. 16   Leichte EPH-Gestose

Schmerzzustände. Weiterhin kann Akupunktur in der Schwangerschaft als *unbedenkliches* Analgetikum angewendet werden. Zahlreiche Schmerzzustände können ohne schädliche Nebenwirkungen für das Kind beseitigt oder wenigstens gelindert werden, so z. B. Kopf-, Zahn- oder Halsschmerzen, Lumbalgien, aber auch Schmerzen nach Prellungen oder Zerrungen. Natürlich darf dabei eine genaue Abklärung der Beschwerden nie vernachlässigt werden. Allerdings darf die typische Schmerzsymptomatik einer vorzeitigen Plazentalösung oder einer drohenden Uterusruptur mit möglichen katastrophalen Folgen für Mutter und Kind auf keinen Fall verkannt werden und muß den Geburtshelfer sofort zu den notwendigen Maßnahmen (eilige Notsectio) veranlassen. Auch erspart die Akupunktur niemals den ungeliebten Gang zum Zahnarzt.
Die Auswahl der Therapiepunkte erfolgt auch hier nach dem Schema

▷ *Lokale bzw. regionale Punkte,* je nach Sitz der Beschwerden, allein oder kombiniert mit
▷ *Fernpunkte* an den Extremitäten (s. *Abb. 12, Tab. 5*) und/oder
▷ *Spezifische Punkte*
   Baihui (LG 20, Sedativpunkt) und/oder
   Hegu (Di. 4, Schmerzpunkt) oder
   Neiting (Ma. 44, Schmerzpunkt) (*Abb. 17*).

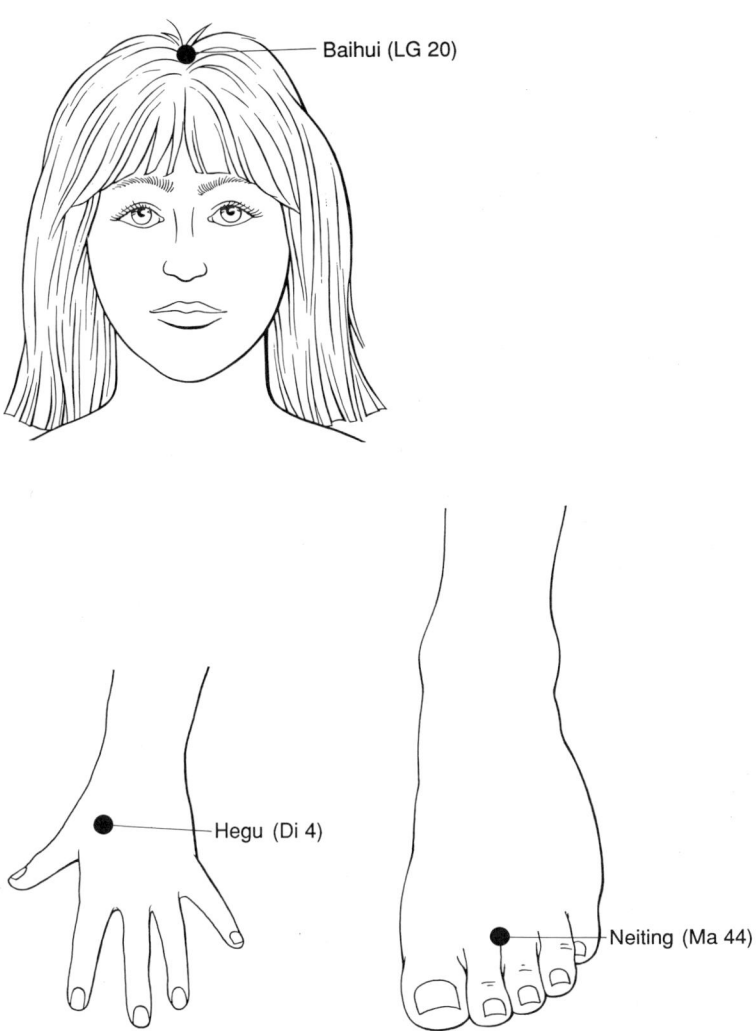

Abb. 17   Hauptschmerzpunkte. Weitere Schmerzpunkte: s. Ohrpunkte, *Tab. 6, Abb. 12*

Geburtsvorbereitung. Auch hier hat sich die Akupunktur bewährt. Dies wurde bereits 1974 von *Kubista u. Kucera* nachgewiesen und konnte an unserer Abteilung durch eine eigene Studie bestätigt werden (*Fingerhut* 1989). Hierbei kann die gezielte Entspannung zunächst ohne den Streß der Geburt im voraus gebahnt bzw. eingeübt werden, was später dem Geburtsverlauf und dem Geburtserlebnis sehr zugute kommt. Im allgemeinen genügen hierzu drei bis vier Sitzungen in wöchentlichem Abstand. Meist wird schon während jeder Einzelsitzung eine tiefe, wohltuende Entspannung erreicht.

Organisatorisch läßt sich diese Form der Akupunktur leicht in die bewährten, bereits vielerorts eingerichteten Geburtsvorbereitungskurse integrieren. Viele werdende Väter, die an diesen Kursen teilnehmen, äußern dabei spontan den Wunsch, sich ebenfalls akupunktieren zu lassen, und sind von der Wirkung überrascht oder gar begeistert.

▷ *Sedativpunkte*
  Baihui (LG 20)
  Sishencong (Ex 6)
  Neiguan (Pe 6) und/oder
  Shenmen (He 7) (*Abb. 18*).

Sie werden in bequemer Sitzhaltung oder entspannter Seitenlage gesetzt und sollen für die Dauer von etwa 20 Minuten einwirken.

Raucherentwöhnung von Schwangeren. Sie ist eine interessante zusätzliche Möglichkeit für den geburtshilflichen Einsatz der Akupunktur. Das Rauchen werdender Mütter stellt in unserer Gesellschaft immer noch die wichtigste vermeidbare Einzelnoxe für das ungeborene Kind dar (Wenderlein, M. 1989) So ist es eine vordringliche Aufgabe präventiver Geburtshilfe, den betroffenen Frauen den Weg aus der Nikotinabhängigkeit zu erleichtern. Während vielen Frauen trotz guter Vorsätze der Ausstieg aus dieser Sucht aus eigener Kraft nicht gelingt, kann dies bei ausreichender Motivation mit Hilfe der Akupunktur häufig erreicht werden. Subjektiv werden dabei sehr unterschiedliche Reaktionen beobachtet, deren Bandbreite von verminderter Neigung zum Rauchen bis hin zu heftiger Aversion gegen Zigarettenrauch reicht. Interessant ist, daß diese Veränderung oft wie ein im Innern ablaufender Umschaltvorgang erlebt wird, ohne daß eine größere Willensanstrengung nötig erscheint.

Auch wenn es bei vielen Akupunkteuren üblich ist, für diese Indikation von vornherein eine bestimmte Anzahl von Sitzungen zu vereinbaren, streben wir bereits mit der ersten Sitzung den vollen Behandlungserfolg an und vereinbaren Wiederholungsbehandlungen nur nach Bedarf. Die Patientin muß allerdings darauf aufmerksam gemacht werden, daß die eigentliche Entwöhnungsphase schon nach wenigen nikotinfreien Tagen, spätestens nach etwa einer Woche, bereits überstanden ist und daß danach die Hauptgefahr darin besteht, mehr aus Leichtsinn, ohne eigentlichen Suchtzwang, wieder zur Zigarette zu greifen.

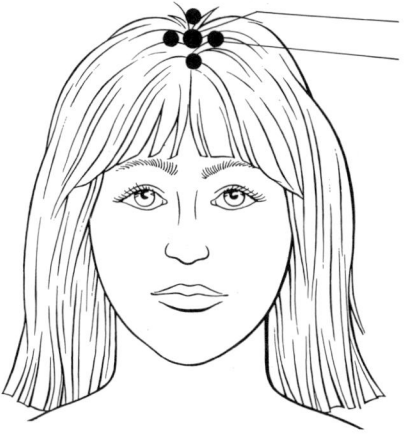

Baihui (LG 20)

Sishencong (Ex 6)

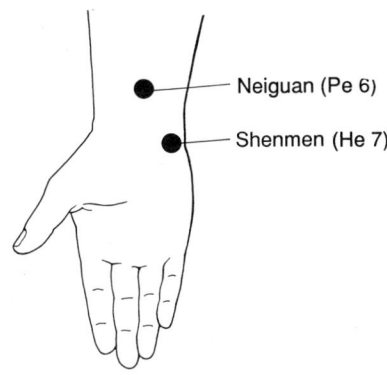

Neiguan (Pe 6)

Shenmen (He 7)

Abb. 18   Geburtsvorbereitung

Bewährt hat sich hierfür die *Ohrakupunktur,* entweder in Form der klassischen Nadelung oder mit Dauernadeln. Mit Hilfe einer kleinen Klebefolie werden letztere über dem Akupunkturpunkt fixiert, wo sie für eine bis zwei Wochen belassen werden können, sofern sich keine Entzündungszeichen entwickeln. Der Vorteil der Dauernadeln besteht darin, daß sie von Zeit zu Zeit, sozusagen bei Bedarf, vom Patienten selber durch leichte Druckmassage mit einer Fingerkuppe erneut stimuliert werden können, was ihre Wirksamkeit verstärkt und prolongiert.

Verschiedene Punkte oder Punktekombinationen sind für diese Indikation geeignet. Wir verwenden meist

▷ *Ohrpunkte*
  Ohr-Shenmen (Nr. 55)
  Wei (Nr. 87) und/oder
  Jiaoguan (Nr. 51, häufig verwendeter Zusatzpunkt), (s. *Abb. 19*).

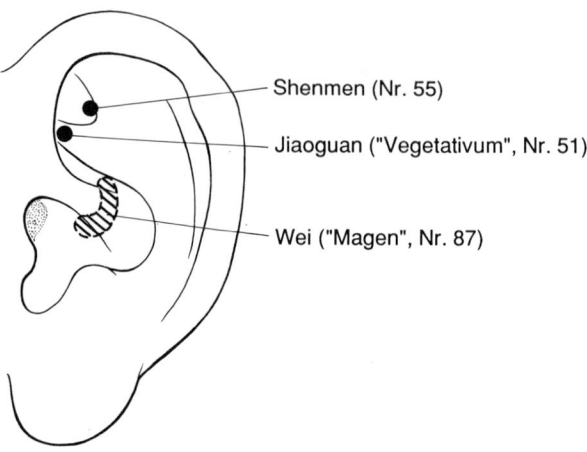

Abb. 19 Raucherentwöhnung

Auch bei **heroinabhängigen Schwangeren** ist diese Kombination geeignet, die quälenden Beschwerden des Entzuges zu lindern. Wegen der außerordentlichen Gefährdung der betroffenen ungeborenen Kinder sind hier aber umfangreiche Sicherheitsmaßnahmen zum Wohle des Kindes erforderlich, wie diese vor allem von Chasnoff (1986) zusammengestellt worden sind.

Beeinflussung der pathologischen Lage des Kindes. Es entspricht einer alten chinesischen Tradition, Kinder, die sich im letzten Schwangerschaftsdrittel noch immer in Beckenendlage oder Querlage befinden, durch *Wärmeanwendung an einem bestimmten Akupunkturpunkt* mit Hilfe von brennendem Moxakraut (Moxibustion) zu einer Drehung in die günstigere Schädellage zu veranlassen. Auch gegenwärtig wird dies als häufige Praxis in der Volksrepublik China berichtet, mit einer ans Wunderbare grenzenden Erfolgsquote: In einer neueren chinesischen Statistik soll dies bei 1.869 von 2.069 Frauen (90.3 %) gelungen sein, wobei sich die Frauen in der 29. bis 40. Schwangerschaftswoche befanden. Von den erfolgreichen Wendungen drehten sich 86 % innerhalb der ersten vier Behandlungsitzungen, die restlichen 14 % immerhin noch nach insgesamt zehn Behandlungen. Obwohl erwartungsgemäß die Erfolgsrate bei den früheren Schwangerschaftsmonaten am größten war wegen der zu diesem Zeitpunkt noch sehr hohen spontanen Wendungsrate, soll der Prozentsatz erfolgreicher Wendungen in der 34. bis 40. Schwangerschaftswoche immerhin noch 84,6 % betragen haben.
Wir konnten in unserer Klinik in Einzelfällen immer wieder spontane Wendungen aus Beckenendlage nach Moxaanwendung beobachten, auch wenn wir eine derart hohe Erfolgsquote nicht erreichten. Bei den erfolgreich verlaufenen Fällen kam es oft unmittelbar im Zusammenhang mit der Moxaanwen-

dung zu einer Zunahme der spontanen Kindsbewegungen und gleichzeitig zu lokalen, asymmetrischen Kontraktionen der Uterusmuskulatur über dem Ort der stärksten Kindsbewegungen, was wohl die Lagekorrektur bewirkt haben muß. Aber auch völlig unerwartete, von der Schwangeren unbemerkt verlaufene spontane Wendungen schon nach wenigen Moxaanwendungen kamen vor. Im Gegensatz zur manuellen äußeren Wendung ist diese Methode völlig unschädlich, da hiermit nie eine vorzeitige Plazentalösung provoziert werden kann und das Kind bei einer Kollision mit der Nabelschnur wieder in seine Ausgangsposition zurückfällt. Da jeder Einzelfall einer gelungenen Wendung ein äußerst erfreuliches Ereignis dargestellt, das der werdenden Mutter häufig einen Kaiserschnitt erspart, ist diese harmlose Maßnahme versuchsweise immer gerechtfertigt, auch wenn die bei uns objektivierbare Erfolgsquote statistisch deutlich hinter den chinesischen Angaben zurückbleibt.

Das Verfahren selbst ist sehr einfach: Eine glimmende Moxazigarre, wie sie mittlerweile in vielen Apotheken erhältlich ist, wird behutsam an den Akupunkturpunkt Zhiyin (Bl. 67, außen neben dem Zehennagel der kleinen Zehe) so angenähert, daß eine kräftige Wärmeempfindung , aber eben noch kein Schmerz (!) wahrgenommen wird (*s. Abb. 20*). Dann wird die Moxazigarre sofort wieder zurückgezogen und allmählich wieder bis an die Grenze der noch gut tolerierbaren kräftigen Wärmeempfindungen an Zhiyin angenähert. Es resultiert somit eine pulsierende Aufwärmung dieses Akupunkturpunktes. Nach mehreren Aufwärmvorgängen auf der einen Seite, insgesamt etwa fünf bis zehn Minuten lang, wird dies auf der anderen Seite in gleicher Weise fortgesetzt.

Dies kann vom Ehemann der Schwangeren selber nach entsprechender Anleitung zu Hause bei seiner Frau durchgeführt werden, z. B. täglich ein- bis zweimal für etwa 15 bis 20 Minuten. Dabei ist auf guten gegenseitigen Blickkontakt zu achten, um bei zu starker Hitzeeinwirkung sofort reagieren zu können. Zweckmäßigerweise sollte dabei der Leib frei von einengender Kleidung sein.

Um die Wendungschancen zu erhöhen, raten wir den werdenden Eltern, dies mit weiteren »sanften« Wendungsmethoden zu kombinieren, so z. B. mit der *indischen Brücke,* für die ein Erfolg über die zu erwartende spontane Wendungsrate hinaus ebenfalls bewiesen ist (*Huch u. Huch* 1986). Hierbei werden Beine und Becken der Schwangeren durch entsprechende Unterpolsterung hochgelagert, während der Kopf tiefer zu liegen kommt. Dabei ist auf eine möglichst bequeme Lagerung zu achten. Eine Alternative hierzu stellt die *Knie-Ellenbogen-Lage* dar, eine andere Form der Beckenhochlagerung, da auch so die lagebestimmende Beziehung zwischen kindlichem Steiß und mütterlichem Becken mit Hilfe der Schwerkraft vorübergehend aufgehoben wird.

Unterstützt man dies zusätzlich durch eine tiefe entspannte Bauchatmung und durch leichte kreisende *Streichmassage* der Bauchdecken während der Moxibustionsübung, abwechselnd mal im Uhrzeigersinn und mal in umgekehrter *Richtung,* etwa nach Art der Haptonomie-Lehre von *Veldmann,* so kann man die Erfolgsaussichten dieser »sanften Wendung« zusätzlich erhöhen. Auch durch eine einfache *Zilgrei-Übung* zwischen den einzelnen Moxaanwendungen

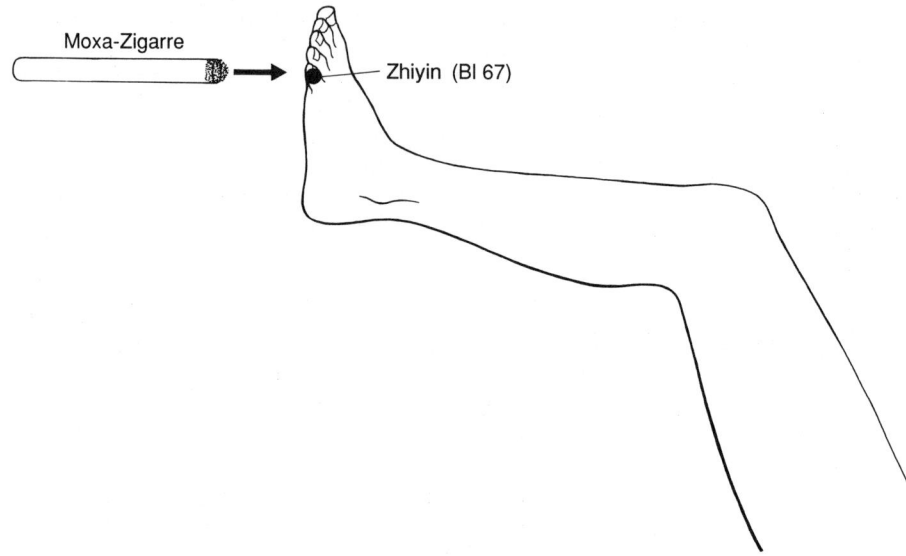

Moxa-Zigarre

Zhiyin (Bl 67)

Abb. 20   Beeinflussung der intrauterinen Lage des Kindes. Moxibustion von Zhiyin (Bl 67) in bequemer Beckenhochlagerung (»indische Brücke«). Alternativ ist auch die Knie-Ellenbogenlage geeignet.

können die Chancen für die Wendung weiter erhöht werden. Diese besteht im wesentlichen aus einer tiefen thorakalen Atmung in bequemer, sitzender Position mit unter dem vorangehenden kindlichen Teil verschränkten Händen; mit jedem Atemholen wird so der untere Pol des Kindes atemsynchron angehoben, was dem Kind den Positionswechsel in die günstigere Schädellage erleichtert.[1]

Karpaltunnelsyndrom. Es tritt gehäuft gegen Ende der Schwangerschaft durch vermehrte Wassereinlagerung auf und ist herkömmlichen Behandlungsformen gegenüber äußerst therapieresistent.
Hier haben sich die in *Abb. 21* dargestellten Therapiepunkte bewährt:

▷ *Lokaler Punkt*
  Daling (Pe 7)
▷ *Regionaler Punkt*
  Neiguan (Pe 6)
▷ *Regionaler und spezifischer Punkt*
  Hegu (Di 4)

[1]Für werdende Mütter, die an dieser „kombinierten sanften Wendung" interessiert sind, haben wir ein eigenes Informationsblatt mit beigefügtem Übungsprotokoll entwickelt, das vom Autor angefordert werden kann.

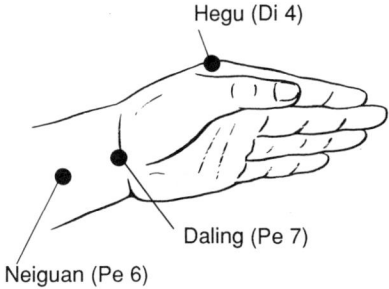

Hegu (Di 4)

Daling (Pe 7)

Neiguan (Pe 6)

Abb. 21 Karpaltunnelsyndrom

Schwangerschaftsanämie und Anämie post partum. Auch die Blutbildung läßt sich offenbar durch Akupunktur aktivieren, was am Anstieg der Hämoglobinwerte leicht nachzuweisen ist. Diesen Effekt kann man sich bei einer Schwangerschaftsanämie, aber auch bei der häufigen Anämie post partum zunutze machen. Natürlich soll dies nicht die sinnvolle Eisen- oder Folsäuresubstitution ersetzen, wohl aber unterstützen. Auch die Häufigkeit von Bluttransfusionen läßt sich hiermit potentiell vermindern. Nicht nur Zeugen Jehovas, denen aus religiösen Gründen jegliche Blutübertragung verboten ist, sind für diese Möglichkeit außerordentlich dankbar. Auf Grund der weitverbreiteten Angst vor Übertragung der Immunschwächekrankheit AIDS (und Hepatitis) ist heute generell jede Methode willkommen, die die Zahl möglicher Bluttransfusionen zu reduzieren hilft.
Therapiepunkte sind in *Abb. 22* dargestellt.

▷ *Meisterpunkte*
  Geshu (Bl 17, Meisterpunkt des Blutes)
  Yuanzhong (Gb 39, Meisterpunkt des Knochenmarks)
▷ *Allgemeiner Tonisierungspunkt*
  Zusanli (Ma 36).

Plazentainsuffizienz. Eine interessante neue Therapiemöglichkeit zeichnet sich bei der Plazentainsuffizienz ab, die die Entwicklung des Kindes im Mutterleib erheblich gefährden kann. *Langnickel* und *Zubke* konnten beobachten, daß durch eine transkutane Elektrostimulation über dem Sitz der Plazenta, möglicherweise auch durch die klassische Akupunktur von

▷ Huangshu (Ni 16)

die Mikrozirkulation der utero-plazentaren Einheit deutlich gebessert werden kann.[1]

[1] Persönliche Mitteilung *Langnickel* und *Zubke*, Bremen

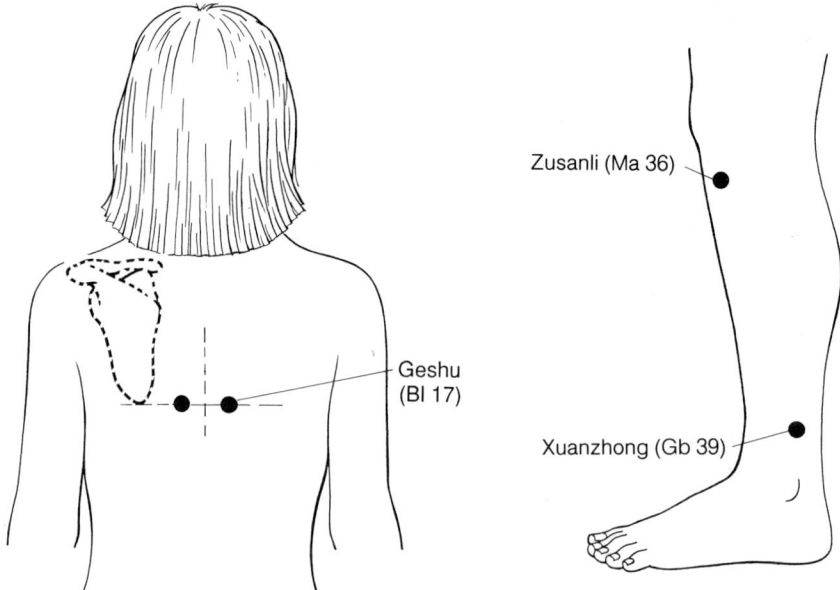

Abb. 22   Förderung der Blutbildung

Akupunktur unter der Geburt

Der Einsatz der Akupunktur unter der Geburt, vor allem zur Geburtserleichterung, zog im Westen besonders viel Aufmerksamkeit auf sich. Merkwürdigerweise zählt aber gerade die Geburtserleichterung der normal verlaufenden Entbindung nicht zu den traditionellen chinesischen Indikationen. Jedenfalls finden sich hierzu in den klassischen Abhandlungen keine entsprechenden Hinweise. *Bischof* (1982) kommt nach eingehendem Literaturstudium zu dem Schluß, daß die Akupunktur zur Geburtserleichterung wohl nicht geeignet sei und chinesische Akupunkteure selber von deren Wirksamkeit gegen den Geburtsschmerz nicht überzeugt seien. Tatsache aber ist, daß heute in den meisten großen Entbindungsabteilungen der Volksrepublik China die Akupunktur in bis zu 50 % aller Geburten zur Geburtserleichterung angewendet wird. Diese Häufigkeit wäre ganz und gar unverständlich, wäre sie nicht Ausdruck einer gewissen Zufriedenheit der Bevölkerung mit dieser Methode, auch wenn der genaue Erfolg schwer meßbar ist.

Für das Fehlen dieser Indikation in den klassischen Lehrbüchern gibt es verschiedene Gründe. Die gesellschaftliche Stellung der Frau im alten China war eher noch geringer als in unserer eigenen abendländischen Vorgeschichte. Für die durchweg männlichen Akupunkturkundigen war offenbar die Erleichterung der natürlichen Geburt kein beschäftigungswürdiges Thema, da der Geburtsschmerz von der (männlichen) Gelehrtenwelt einfach als ein notwendiges, naturgegebenes Phänomen angesehen und akzeptiert wurde. Ein Vergleich mit unserer europäischen Geschichte der Geburtserleichterung drängt sich auf, wo sich ein Pionier auf diesem Gebiet, der schottische Geburtshelfer *James Young Simpson,* für die Anwendung von Chloroform zur Geburtserleichterung im Jahre 1847 heftig in der Öffentlichkeit gegen die herrschende christliche Moral verteidigen mußte, die das biblische Wort »Unter Schmerzen sollst du deine Kinder gebären!« (Genesis 3, 16) als ein auferlegtes, unantastbares Gottesgebot auffaßte.

Ein zweiter Gesichtspunkt spielte sicher ebenfalls eine wichtige Rolle, nämlich das chinesische Verständnis von Sitte und Moral, wie es sich aus der konfuzianischen Lehre ergab. Es war einfach unschicklich, daß ein Mann bei einer normalen Geburt anwesend war. Erst wenn es gar nicht mehr weiterging, wurde ein akupunkturkundiger Arzt zur Geburt hinzugezogen. So ist »Nan Chan«, die »Schwierige Geburt«, eine alte, überlieferte Indikation zur Akupunktur, nicht aber die Erleichterung der natürlichen, ungestört ablaufenden Geburt.

Die erste wissenschaftliche Studie über den Einsatz der Akupunktur zur Geburtserleichterung unter Berücksichtigung modernen geburtshilflichen Denkens stammt von dem Gynäkologen *Perera* aus *Sri Lanka,* der 1977 auf einem Kongreß in Tokyo das Ergebnis einer Piolotstudie an 60 Frauen vortrug. Wir haben das von ihm und seinem Kollegen *Jayasuriya* entwickelte Behandlungskonzept mit geringen Modifikationen seit 1984 an bisher insgesamt etwa 1 500 Frauen angewandt und konnten uns von dessen Wirksamkeit überzeugen.

Allerdings dürfen an die Methode keine übertriebenen Erwartungen gestellt werden. Einen Analgesieeffekt, wie wir ihn von der Periduralanästhesie gewohnt sind, konnten wir nur selten beobachten. Doch der häufig eintretende Sedierungseffekt und die herabgesetzte Schmerzempfindlichkeit ermöglichen in aller Regel einen leichteren Geburtsverlauf und erlauben eine bessere Verarbeitung der Wehen in der Eröffnungsphase, sofern nicht pathologische Umstände oder besondere geburtsmechanische Probleme die Geburt über Gebühr erschweren. Dabei ist die Kooperationsfähigkeit trotz des sedierenden Effektes nicht beeinträchtigt, anders als etwa nach Gabe von Pethidin. Nicht selten ist ein euphorisierender Effekt zu beobachten, wahrscheinlich vermittelt durch die körpereigenen »Opiate«, die Endorphine. Außerdem ist die Eröffnungsphase signifikant verkürzt, sowohl durch eine bessere Koordination der Wehenarbeit als auch durch einen deutlichen »Softening-Effekt« auf die Cervix uteri, wie dies in einer neueren Studie an unserer Abteilung nachgewiesen werden konnte (*Thöne* 1988).

Hinsichtlich der *Effektivität* ist die Akupunktur nach unserer Erfahrung bei geeigneten Patientinnen den rein psychologischen Geburtserleichterungsmethoden z. B. nach *Dick-Read, Lamaze* oder *Sophrologie* überlegen, da hier zu den zweifellos psychologischen Elementen noch ein definitiv physischer, neuroendokriner Effekt hinzukommt. Das bedeutet aber keineswegs, daß die

Akupunktur die rein psychologischen Methoden ersetzen könnte oder sollte. Diese haben jeweils ihren eigenen, unverzichtbaren Stellenwert in der Geburtsvorbereitung und unter der Geburt erlangt.

Durchaus vergleichbar ist der durch Akupunktur erreichbare Effekt mit der Gabe eines stärkeren zentral wirksamen Analgetikums, etwa von Pethidin. Allerdings hat die Akupunktur demgegenüber den Vorteil, Erlebnisfähigkeit und Kooperationsfähigkeit in keiner Weise zu beeinträchtigen. Diese können unter Akupunktur sogar gesteigert sein. Auch unerwünschte Nebenwirkungen für das Kind, wie etwa die gefürchtete postpartale Atemdepression des Neugeborenen nach Verabreichung von Opiaten, sind von seiten der Akupunktur nicht zu befürchten.

An die Wirksamkeit der Periduralanästhesie, mit der meist auch stärkste Schmerzzustände zuverlässig beseitigt werden können, reicht der Akupunktureffekt allerdings nicht heran. Die rückenmarksnahe Anästhesie sollte jedoch wegen ihrer Risiken und der weit verbreiteten Ängste vor ihr nur den anders nicht ausreichend beherrschbaren Geburtsschmerzen oder bestimmten medizinischen Situationen vorbehalten bleiben.

Hieraus ergibt sich bereits der Standort der Akupunktur innerhalb der verschiedenen geburtserleichternden Methoden: Die Akupunktur soll nicht mit anderen, bewährten Methoden konkurrieren, sondern diese als ein wertvolles zusätzliches Instrument ergänzen, da sie sich als unbedenklich und bis zu einer gewissen Schmerzstufe als recht wirkungsvoll erwiesen hat.

Akupunkturpunkte und -technik. Wir verwenden hierbei weitgehend die klassischen, traditionellen Punkte. Dies geschieht zum einen aus Reverenz vor der alten chinesischen Medizintradition, der wir die Akupunktur verdanken. Zum anderen erleichtert es den Umgang mit dieser Methode, wenn man sich zunächst auf bestimmte fixe Punkte bezieht, die leicht reproduzierbar sind und sich zudem bereits über viele Jahrhunderte bewährt haben. Auch die Verständigung innerhalb eines Teams von Hebammen und Ärzten und die notwendige Dokumentation in den Krankenunterlagen wird somit erleichtert.

Tab. 8 gibt eine Liste jener traditionellen Punkte wieder, die für die Geburtserleichterung geeignet sind, ohne daß diese Liste Anspruch auf Vollständigkeit erhebt. Der Punkt Baihui (LG 20) wurde aufgrund seiner überragenden Bedeutung gleichsam als eigene Kategorie vorangestellt. Die Lokalisation der einzelnen Punkte geht aus *Abb. 23* hervor.

In der Praxis genügt es, sich aus dieser Liste einige wenige Punkte auszusuchen. Die Punkte der früher genannten »Negativ-Liste" (s. S. 52) können von vorneherein aus der umfangreichen Gesamtliste aller in Frage kommenden Punkte ausgeschlossen werden. Tatsächlich kommt man mit vier bis sechs Nadeln aus, mit denen bereits alles erzielt wird, was mit Akupunktur unter der Geburt erreicht werden kann.

Die bei uns am häufigsten verwendete Punktekombination erfüllt diese Bedingungen und ist von jedem Arzt und jeder Hebamme in kürzester Zeit erlernbar (s. *Abb. 24*).

Tabelle 8   Traditionelle Akupunkturpunkte unter der Geburt

Hauptpunkt	Baihui (LG 20)
Lokale Punkte	Guilai (Ma 29), Guanyuan (KG 4), Yaoshu (LG 2), Jizhong (LG 6), Ciliao (Bl 32)
Fernpunkte	Sanyinjiao (MP 6), Neima (U Ex), Neiting (Ma 44), Taichong (Le 3) Zusanli (Ma 36), Yanglingquan (Gb 34), Weima (U Ex), Zhiyin (Bl 67)
Spezifische Punkte	
zur Sedierung:	Shenmen (He 7), Neiguan (Pe 6), Shenmai (Bl 62)
zur Analgesie:	Hegu (Di 4), Neiting (Ma 44)
bei Wehenschwäche:	Yanglingquan (Gb 34), Jianjing (Gb 21), Zhiyin (Bl 67)
Ohrpunkte	Shenmen (Nr. 55), Uterus-Punkt (Nr. 58), Vegetativum (Nr. 51), Subcortex (Nr. 34), Uterus-Punkt nach *Nogier* (Ut N)
Schädelakupunktur	Genitalzone (Epangxian 3)

▷ *Die am häufigsten verwendete Punktekombination zur Geburtserleichterung:*
  Baihui (LG 20, Hauptsedativ- und Hauptanalgesiepunkt)
  Hegu (Di 4, ein- oder beiderseits, Hauptanalgesiepunkt)
  Sanyinjiao (MP 6, wichtigster gynäkologisch-geburtshilflicher Punkt) und
  Neima (U Ex, moderner Analgesie- bzw. Anästhesiepunkt)
  oder (statt Sanyinjiao und Neima)
  Zusanli (Ma 36) und
  Weima (U Ex, moderner Analgesie- bzw. Anästhesiepunkt).

Sanyinjiao und Neima sind nur auf einer Seite zu nadeln, in Abhängigkeit von der bevorzugten Seitenlage der Gebärenden, die sich nach der geburtshilflichen Situation richtet; dies ist im allgemeinen die Seite der kleinen Fontanelle, bei einer »1. Lage« die linke Seite, so daß dann Sanyinjiao und Neima des *linken* Beines leichter zugänglich werden und für die Frau die geringste Belästigung entsteht.
Auch Zusanli und Weima sind nur auf einer Seite zu nadeln, je nach der bevorzugten Seitenlage der Frau, bei der »1. Lage« z. B. am rechten Bein.
Wahlweise können auch einige Ohrakupunkturpunkte verwendet werden (s. *Abb. 13, S. 40).*

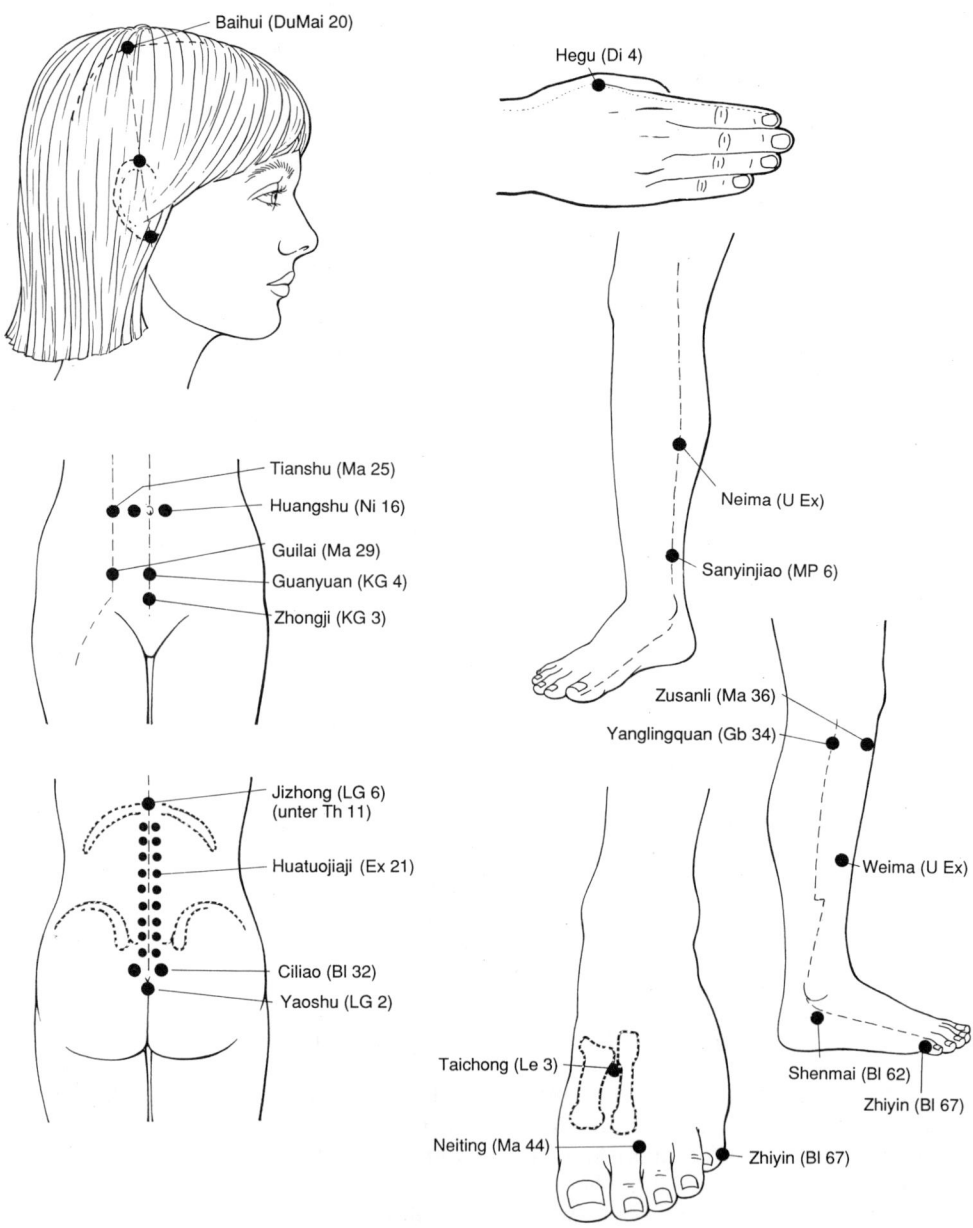

Abb. 23   Akupunkturpunkte zur Geburtserleichterung. Zu den Ohrpunkten
s. *Abb. 13* (S. 40)

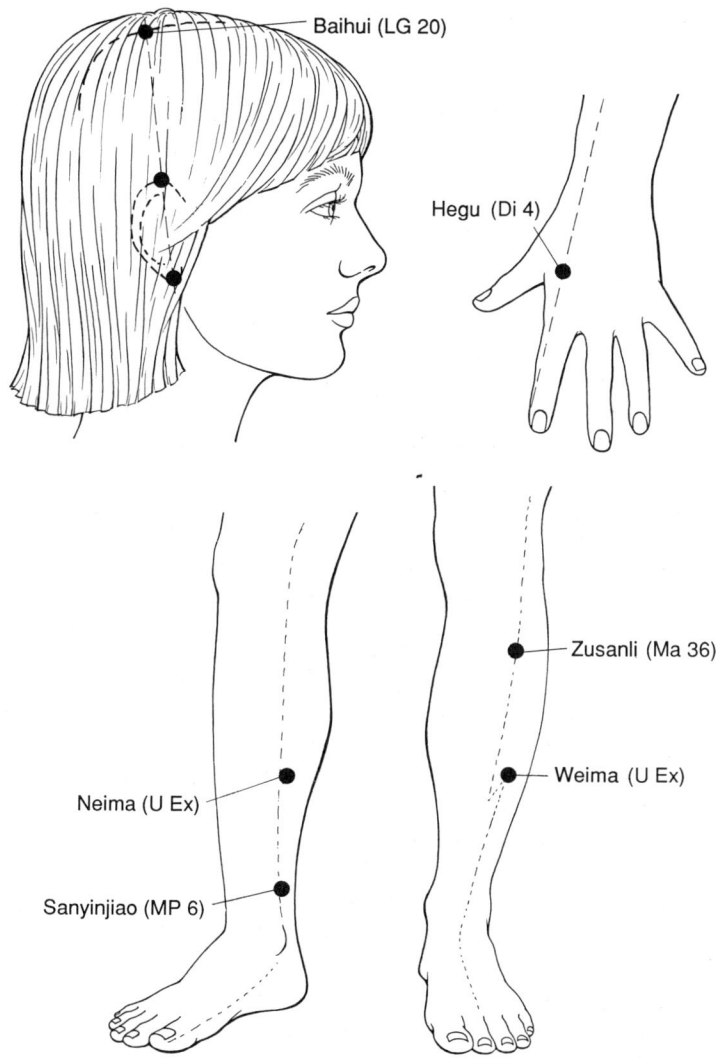

Abb. 24   Die am häufigsten verwendeten geburtserleichternden Punkte

▷ *Ohrpunkte zur Geburtserleichterung*
Shenmen (Nr. 55)
und/oder
»Organpunkte« des Ohres, die dem Genitalbereich zugeordnet sind und fast
ausschließlich in der Fossa triangularis angesiedelt sind (siehe S. 40).

Bei Rechtshändern wird das linke Ohr, bei Linkshändern das rechte bevorzugt, was durch die praktische Erfahrung, aber auch durch die Kreuzung der
langen Pyramidenbahnen im kaudalen Teil der Medulla oblongata begründet
wird.
Unter der Geburt soll möglichst nur in *bequemer Seiten- oder Halbseitenlage*
bzw. in bequemer *Sitzhaltung* akupunktiert werden. Damit wird von vorneherein der Entstehung eines Vena-cava-Kompressionssyndroms vorgebeugt.
Was den *zeitlichen Ablauf* anbelangt, so beginnt man in der frühen Eröffnungsphase bzw. in der Vorphase (sobald Schmerzhaftigkeit oder ängstliche
Verspannung zum Problem werden) mit Baihui (LG 20) und Hegu (Di. 4). Bei
kräftiger werdenden Wehen wird Hegu manuell stimuliert, durch Drehen
und/oder Auf- und Abwärtsbewegen der Nadel, unter Beachtung der Toleranzgrenze, und zwar möglichst wehensynchron, d. h. vom Beginn bis zum
Gipfel der Wehe. Bei fortschreitender Eröffnung werden die Beinpunktpaare
MP 6 und Neima und/oder Ma. 36 und Weima hinzugenommen. Bei besonders im Sakralbereich lokalisierten Schmerzen empfiehlt es sich, zusätzlich
den Punkt Ciliao (Bl. 32) (beiderseits) zu verwenden, wobei die Nadeln nach
einer Einstichtiefe von wenigen Millimetern über der Haut auf Hautniveau
umgebogen und verpflastert werden, wenn man nicht von vorneherein eine
tangentiale Einstichrichtung bevorzugt. Ciliao eignet sich auch sehr zur intra-
kutanen Infiltration mit einem Lokalanästhetikum nach Art der Neuralthera-
pie oder auch zur transkutanen Elektrostimulation mit Hilfe flacher Aufkle-
beelektroden.

Alle Nadeln können reihum *manuell* stimuliert werden, um die lokale Aku-
punkturreaktion aufrechtzuerhalten bzw. zu verstärken. Weniger anstrengend, aber nicht wirkungsvoller ist die *elektrische* Stimulierung von einem
oder höchstens zwei Punktepaaren mit schwachem, niedrigfrequentem Wech-
selstrom. Hierzu werden die entsprechenden Punktepaare, in der Regel nur
die genannten Bein-Punkte, an ein Elektrostimulationsgerät angeschlossen.
Bewährt hat sich eine Reizfrequenz um etwa 50 Hz. Die optimale Stromstärke
muß hierbei, ausgehend immer von der Null-Stellung, vorsichtig durch Ein-
schleichen in den gerade noch gut tolerierbaren Bereich ermittelt werden. Als
»optimal« gilt die Grenze zwischen »möglichst kräftige Wahrnehmung des Sti-
mulationsstroms« und »noch nicht unangenehm«. Da die Toleranzschwelle
durch Adaptation ansteigt, muß von Zeit zu Zeit nachkorrigiert werden. Außerdem muß man darauf gefaßt sein, daß sich kurze Zeit nach dem ersten Ein-
stellvorgang die Empfindung bei der Patientin unangenehm verstärken kann,
durch Zunahme der elektrischen Leitfähigkeit des um die Nadel befindlichen
Milieus, bedingt durch Ausbildung eines kapillären ionenhaltigen Spalt-

raums. In diesem Falle muß die Stromstärke rechtzeitig wieder nach unten korrigiert werden, um eine unnötige Belästigung der Gebärenden zu vermeiden.

Der Vorteil der Elektrostimulation besteht darin, daß diese gegenüber dem manuellen Verfahren gleichmäßiger auch über längere Zeit durchgeführt werden kann. Nachteilig dagegen ist, daß die hierzu notwendige »Verkabelung« der Gebärenden und der apparativ-technische Aufwand dem Wunsch nach einer möglichst natürlichen Geburt zuwiderläuft. So bevorzugen wir im allgemeinen die »natürlichere«, einfache manuelle Stimulation, indem wir von Zeit zu Zeit reihum die Nadeln bewegen bzw. bei stärkerer Wehentätigkeit wehensynchron (d. h. vom Einsetzen der Wehe an bis zu deren Höhepunkt) stimulieren, vor allem Hegu (Di 4).

Im Sinne der transkutanen Elektrostimulation läßt sich die Elektrostimulation der Akupunkturpunkte auch ohne Einstechen der Nadeln bewerkstelligen. Einige Arbeitsgruppen haben damit offenbar gute Erfolge erzielt, zumindest was lumbosakral lokalisierte Schmerzen anbelangt (*Bundsen u. Mitarb.* 1982). Wir konnten allerdings diese guten Ergebnisse mit der transkutanen Elektrostimulation nicht reproduzieren.

Die Liegezeit der Nadeln richtet sich unter der Geburt nach der Dauer der Eröffnungsphase. Ein Belassen der Nadeln bis in die aktive Austreibungsphase hinein wird von der Gebärenden oft als Belästigung empfunden, so daß wir sie meist bereits in der Übergangsphase entfernen, sobald sich die Gebärende innerlich auf die Austreibung einzustellen beginnt. In der Austreibungsphase profitiert die Gebärende eher indirekt von der Akupunktur, da sie zu diesem Zeitpunkt nach Akupunktur weniger erschöpft ist und sich mit unverminderter Kraft den Preßwehen widmen kann.

Beurteilung der Akupunktur als geburtserleichternde Methode. Will man den mit Hilfe der Akupunktur erzielten Erfolg auch wissenschaftlich überprüfen, so ergeben sich verschiedene Probleme. Das Schmerzerleben selber ist etwas sehr Subjektives und läßt sich nicht sicher objektiv messen. Ähnlich schwierig ist es, den Grad der Verminderung der Schmerzempfindung durch die eine oder andere Methode zu bestimmen. Scheinbar objektive Kriterien, wie Atmungstiefe, Pulsrate, Pupillenweite usw. können sehr von der subjektiv empfundenen Schmerzstärke abweichen. Art und Zeitpunkt der Befragung nach subjektiver Einschätzung des Schmerzgeschehens können die Schmerzbeurteilung stark beeinflussen. Je differenzierter unter der Geburt nach den verschiedensten Schmerzcharakteristika gefragt wird, etwa nach Art des ausgezeichneten McGill-Schmerz-Scores, der von *Melzack* (1984) zur Beurteilung des Geburtsschmerzes herangezogen wurde (78 verschiedene Schmerzqualitäten und Intensitätsstufen), umso mehr besteht die Gefahr, das Schmerzerleben durch Fokussierung des Bewußtseins auf dieses zu verstärken (*Molinski* 1986, persönliche Mitteilung).

Ein anderes Problem ergibt sich bei der Auswahl einer geeigneten Kontrollgruppe. Eine sog. Plazebo-Akupunktur an »falschen« Akupunkturpunkten gibt es nicht, da es nur geeignetere und weniger geeignete Akupunkturpunkte gibt, wobei sich die beschriebenen klassischen Punkte lediglich in besonderer Weise klinisch bewährt haben.

Der Vergleich einer Gruppe akupunktierter Frauen mit einer solchen ohne jede geburtserleichternde Behandlung hieße dagegen, diesen entgegen ihrem Wunsch eine geburtserleichternde Maßnahme vorzuenthalten, da auch die Anwendung der Akupunktur vom Wunsch der Patientin nach Geburtserleichterung abhängig gemacht werden muß (Indikationsstellung). Eine solche Kontrollgruppe verbietet sich schon aus ethischen Gründen.

Bliebe noch die Auswertung gegenüber einer in etwa gleichwertigen, bereits bewährten Methode. Doch die uns zur Verfügung stehenden Methoden sind nicht ohne weiteres miteinander vergleichbar, schon gar nicht lassen sie sich gegeneinander ausspielen. Ihre Bedeutung liegt vor allem in der Möglichkeit, sie differenziert einzusetzten, etwa nach Art eines Stufenplans (*Werner* 1986), entsprechend der objektiven oder subjektiven Schwere des Geburtsverlaufs und der Präferenz der Gebärenden, soweit es sich nicht um eine pathologische Geburtssituation handelt. Die einzelnen Methoden können hierbei entweder einzeln oder kombiniert oder auch nacheinander zum Einsatz kommen, je nach Verlauf der einzelnen Geburtsphasen.

Um unsere eigenen Ergebnisse zu überprüfen, haben wir (ohne Kontrollgruppe) insgesamt 1200 Frauen am Tag nach der Geburt anhand eines sehr einfachen *Fünf-Punkte-Fragen-Katalogs* befragt, da aus unserer Sicht allein schon die subjektive Zufriedenheit der behandelten Frauen den Einsatz dieser unschädlichen Methode rechtfertigt. Hierbei ergaben sich folgende Einschätzungen:

— mit der Wirkung *»sehr zufrieden«:*   21 %
— mit der Wirkung *»zufrieden«*   51 %
    (definiert als »hilfreich bis zu einem gewissen Grad« oder »für eine gewisse Zeit«, auch wenn z. B. später doch noch zur Peridural-Anästhesie übergegangen wurde)
— Eine *»gewisse Wirkung«* konnte bestätigt werden, diese war *aber »nicht ausreichend«:*   18 %
— Hat *»gar nicht geholfen«,* bzw. die Schmerzen wurden mit fortschreitender Geburt immer schlimmer: 10 %
    (Über die Hälfte dieser Gruppe zeichnete sich durch eine besonders schnelle Eröffnung aus, was zumindest einen geburtsbeschleunigenden Effekt bei diesen Frauen vermuten läßt.)
— Als eine *»reine Belästigung«* empfunden: 1 Fall

Durch bessere Selektion lassen sich diese Ergebnisse vermutlich noch steigern. Die Erfolgszahlen allerdings, wie sie z. T. von asiatischen Ländern wie China, Indien oder Sri Lanka berichtet werden, sind bei uns wohl kaum erreichbar. Das Schmerzerleben und auch das Ansprechen auf eine teilweise von subjektiven Faktoren abhängige Methode ist in einer kritischen, hochentwickelten Industriegesellschaft anders strukuriert als in einem ärmeren Entwicklungsland, wo meist zusätzlich eine größere soziale Distanz zwischen Arzt und Patientin hinzukommt. Damit ist dort bereits die Wirksamkeit der »Droge Arzt« enorm größer, während wir hier in unserer täglichen Arbeit ständig auch ein gutes Stück Überzeugungsarbeit gegenüber der aufgeklärten, kritischen Patientin zu leisten haben und uns das Vertrauen der Patientinnen immer wieder aufs neue erarbeiten müssen.

Wer soll die geburtserleichternde Akupunktur im Kreißsaal durchführen? In Deutschland besitzen wir ein sehr vernünftiges, seit 1938 geltendes Hebammengesetz, das der Hebamme den Vorrang bei der Leitung der natürlichen, ungestört verlaufenden Geburt einräumt. Von da her liegt es nahe, daß außer dem in dieser Kunst geschulten Arzt gerade auch die betreuende Hebamme in besonderer Weise für die Durchführung der geburtserleichternden Akupunktur geeignet ist. Es sei daran erinnert, daß Hebammen ja auch im Umgang mit i. v.- oder i. m.-Injektionen vertraut sind, die medizinisch gesehen ein erheblich größeres Risiko darstellen als die Nadelung mit den feinen Akupunkturnadeln. Da es sich aber immerhin um eine invasive Methode handelt, ist es klug, sich als Hebamme der Rückendeckung des verantwortlichen Arztes zu versichern, der die Akupunktur an sie ähnlich wie eine Injektion delegieren kann. So können einerseits die Ärzte entlastet werden, andererseits ergibt sich für die Hebamme eine interessante zusätzliche Dimension ihres Wirkens, ohne zu sehr durch versicherungs- oder haftrechtliche Probleme belastet zu werden. Weder von der Deutschen Ärztegesellschaft für Akupunktur noch vom Hebammenverband bestehen gegen eine solche Vorgehensweise berufsrechtliche Bedenken.

Protrahierter Geburtsverlauf. Die Betreuung einer protrahiert verlaufenden Geburt ist immer eine ganz besonders verantwortungsvolle Aufgabe. Auch hier kann die Akupunktur hilfreich eingesetzt werden. Dennoch muß vor ihrem unkritischen Einsatz gewarnt werden.
Sehr unterschiedliche Ursachen können dafür verantwortlich sein, daß sich der natürliche Geburtsfortschritt erheblich verzögert oder daß es gar zum Geburtsstillstand kommt. Deshalb gilt es, die jeweilige geburtshilfliche Situation genau zu überprüfen, bevor man eine therapeutische Entscheidung trifft.
Zwei *Ursachenkomplexe* kommen in Frage:

— vorwiegend funktionelle Probleme, die überwindbar sind, z. B. primäre oder sekundäre Wehenschwäche bzw. unkoordinierte Wehentätigkeit mit geringem Wirkungsgrad;
— vorwiegend geburtsmechanische Probleme, die der Gebärenden eine erhöhte Geburtsarbeit abverlangen oder eine natürliche Geburt gänzlich unmöglich machen; hierzu zählen das relative Mißverhältnis zwischen vorangehendem kindlichen Teil und mütterlichem Becken, regelwidrige Lage des Kindes (Beckenendlage oder Querlage), Einstellungsanomalien des

vorangehenden Teils (hoher Geradstand, tiefer Querstand, hintere Hinterhauptslage) und die verschiedenen Deflektionslagen.

Während es eine alte chinesische Tradition gibt, die dem Punkt Zhiyin (Bl. 67) pauschal eine wunderbare Wirkung bei »protrahierter Geburt und falscher Lage des Kindes« zuschreibt, müssen wir heute genauer differenzieren, auf der Grundlage einer sorgfältigen, umfassenden geburtshilflichen Diagnostik, im Bewußtsein möglicher Konsequenzen für Mutter und Kind, wenn wichtige Entscheidungen nicht rechtzeitig getroffen werden. Ein kürzlich zu diesem Spezialproblem durchgeführter internationaler Kongreß hat die hohe Verantwortung des heutigen Geburtshelfers erneut deutlich gemacht (*Langnickel* 1987). Hier ist das gesamte geburtshilfliche Wissen und Können gefordert.

Es gilt also auch hier, vor Einsatz der Akupunktur zunächst die notwendigen *Voraussetzungen* zu prüfen. So darf *kein unüberwindliches Geburtshindernis* vorhanden sein, d. h. kein Mißverhältnis zwischen kindlichem Kopf und den einzelnen Durchtrittsebenen des mütterlichen Beckens (bei Beckenendlagen muß diese Frage spätestens in der Eröffnungsphase entschieden sein!), sowie keine gebärunfähige Lage und kein hoher Geradstand. Auch die Stirnlage und die mento-posteriore Gesichtslage sollten i. allg. von der Akupunktur ausgeschlossen werden (außer bei relativ kleinem Kind oder sehr weitem mütterlichem Becken, was aber zu keinem protrahierten Geburtsverlauf führt).

Weiterhin darf *keine* akute *Gefährdung der Mutter* bestehen; besonders die Warnzeichen einer drohenden Uterusruptur dürfen nicht verkannt werden. Ein schwieriges Problem stellt die ohne erkennbare Warnzeichen eintretende »stille Ruptur« nach vorangegangenem Kaiserschnitt oder anderen Operationen am Uterus dar, weshalb hier besondere Wachsamkeit geboten ist; ein vorausgegangener Kaiserschnitt stellt aber keineswegs eine Kontraindikation zur Akupunktur dar.

Schließlich darf *keine* akute *Gefährdung des Kindes* bestehen. Eine sorgfältige Überwachung des Kindes unter der Geburt mittels Kardiotokographie ist heute unverzichtbar. In bestimmten Fällen ist es ratsam, diese auch durch Fetalblutanalysen zu ergänzen, um zweifelhafte Herzfrequenzmuster des Kindes richtig zu deuten; erweist sich das Kind im Mutterleib im Sinne eines »Fetal Distress« als gefährdet, so haben die bewährten Maßnahmen zur intrauterinen Reanimation bzw. die rasche Geburtsbeendigung absoluten Vorrang.

Der Einsatz der Akupunktur bei der protrahierten Geburt ist überall dort gerechtfertigt, wo eine natürliche Geburt möglich erscheint und weder Mutter noch Kind durch eine konservative Geburtsleitung gefährdet sind, vor allem dann also, wenn der verzögerte Verlauf durch eine Zervixdystokie oder dysfunktionelle Wehen verursacht ist. Dies kann durch ängstliche Verspannung und erhöhte Schmerzempfindlichkeit bedingt ein, was in der Regel sehr gut durch Akupunktur beeinflußbar ist.

Zurückhaltung ist allerdings geboten bei hyperaktiven Wehenformen, also bei zu starken Wehen (ab einem intraamnialen Druck von über 80-90 mmHg) oder bei zu häufigen Wehen (vier oder mehr Wehen innerhalb von zehn Minuten während der Eröffnungsphase). Dies kann die funktionelle Antwort auf ein unüberwindliches Geburtshindernis sein und muß als ernstes Warnzeichen gewertet werden!

In der Praxis kommt der Akupunktur bei protrahiertem Geburtsverlauf oftmals sogar *differentialdiagnostische Bedeutung* zu. Wenn sich ein verzögerter Verlauf anbahnt, ist meist nicht von vorneherein absehbar, ob es sich lediglich um eine funktionelle Störung handelt oder ob nicht doch eine geburtsbeendigende Operation erforderlich werden wird. Hier hilft die Akupunktur oftmals, die Situation schneller zu klären, da in aller Regel rein funktionelle Störungen ziemlich rasch auf eine Akupunkturbehandlung ansprechen.

Als Therapiepunkte können grundsätzlich dieselben Punkte verwendet werden, die bereits bei der geburtserleichternden Akupunktur beschrieben wurden (*s. S. 87*).

Darüberhinaus kommen die in *Abb. 25* dargestellten Punkte in Frage.

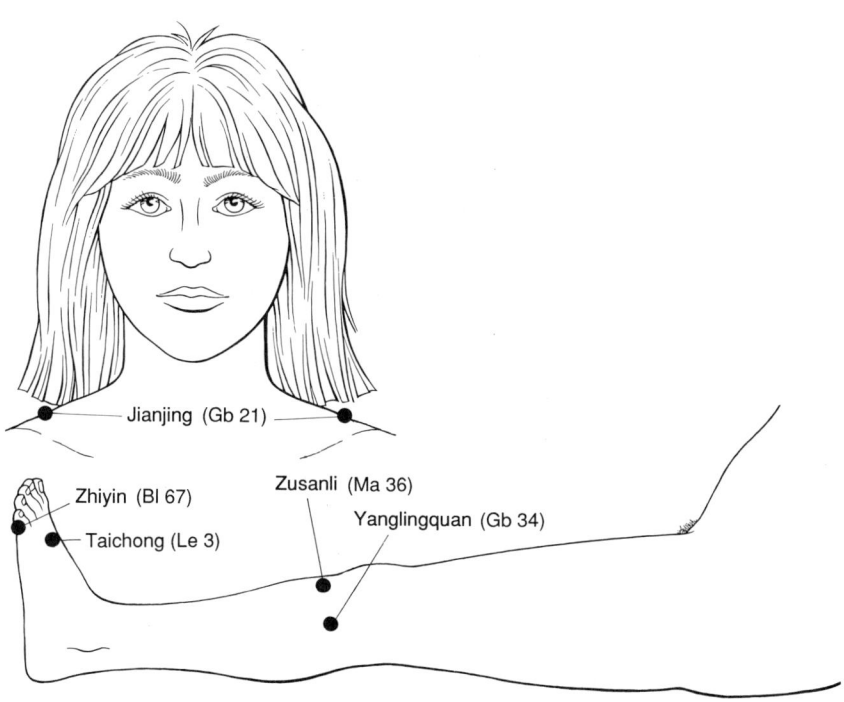

Abb. 25   Zusatzpunkte bei protrahiertem Geburtsverlauf

▷ *Fernpunkte*
 Yanglinquan (Gb 34)
 Taichong (Le 3)
 Zusanli (Ma 36)
 Zhiyin (Bl 67, wegen seiner Schmerzhaftigkeit bei uns aber nur selten verwendet, außer zur Moxibustion)
▷ *Oppositioneller Punkt*
 Jianjing (Gb 21, auf keinen Fall elektrostimulieren!)

Die Unterstützung der Akupunktur durch Elektrostimulation der Nadeln kann bei dieser Indikation sehr sinnvoll sein. Hierfür bieten sich drei Punktepaare an:

▷ Punktepaare
 Yanglinquan (Gb 34) und Weima (U Ex)
 oder
 Zusanli (Ma 36) und Weima (U Ex)
 oder
 Sanyinjiao (MP 6) und Neima (U Ex)

Akupunktur als Geburtseinleitungsmethode. Einige Veröffentlichungen berichten über gute Ergebnisse, doch sind die Erfahrungen insgesamt recht unterschiedlich. Nach unseren Erfahrungen stellen sich durch Akupunktur nur dann zervixwirksame Wehen ein, wenn bereits eine erhöhte Wehenbereitschaft vorhanden ist, d. h., wenn im Kardiotokogramm mindestens sog. Alvarez-Wellen mit eingestreuten *Braxton-Hicks*-Kontraktionen nachweisbar sind. In diesen Fällen kann aber auch durch Herumlaufen der Schwangeren der Übergang zu regelmäßigen Eröffnungswehen optimal gefördert werden, was viel mehr der Auffassung von einer natürlichen Geburt entspricht. Wenn bei nicht wehenbereitem Uterus und geburtsunreifem Befund eine Geburtseinleitung aus medizinischen Gründen indiziert ist, halten wir die klassischen Einleitungsmethoden (intravaginale oder intrazervikale Prostaglandingabe bzw. Oxytocin-Tropfinfusion, in Ausnahmefällen die Amniotomie) für zweckmäßiger.
Lediglich in zwei Situationen erscheint der Einsatz der Akupunktur zur Geburtseinleitung sinnvoll bzw. vertretbar:
— Bei vorzeitigem Blasensprung und hochstehendem Kopf, wenn die Schwangere wegen der Gefahr eines Nabelschnurvorfalles vorübergehend nicht aufstehen und herumlaufen darf, sofern nicht wegen eines drohenden Amnioninfektionsyndroms eine effektivere Einleitungsmethode erforderlich wird;
— bei einer nicht streng indizierten Geburtseinleitung, z. B. auf Wunsch einer ungeduldigen Mutter am Termin.
Für diese Indikation genügen meist die Therapiepunkte

▷ Baihui (LG 20) und
 Hegu (Di 4).

Bei Hegu ist eine kurze manuelle Stimulation hilfreich.
Darüberhinaus sind all jene Punkte geeignet, die auch zur Geburtserleichterung genannt wurden.

Verzögerte Lösung der Plazenta. Der Einfluß der Akupunktur auf die verzögerte Plazentalösung post partum ist besonders eindrucksvoll.
Das Vorgehen ist denkbar einfach, so daß auch der Anfänger sehr schnell damit vertraut ist.
Als Therapiepunkt verwenden wir dazu lediglich

▷ Huangshu (Ni 16), einen halben Cun beiderseits neben dem Nabel.

Wichtig ist wohl, die Akupunkturnadel etwa im Projektionsbereich des Fundus uteri einzuführen. Ähnliche Erfahrungen werden aber auch mit Sanyinjiao (MP 6) berichtet.[1]
Sofern keine stärkeren Blutungen auftreten, warten wir nach der Geburt des Kindes zunächst die spontane Lösung der Plazenta ab. Ist diese allerdings auch nach 20 bis 30 Minuten nicht erfolgt und läßt sie sich nicht mittels *Credeschem* Handgriff und leichtem Nabelschnurzug erzielen, so besteht eine Indikation zur manuellen Lösung. Bevor wir zu dieser übergehen, ist es in unserer Abteilung zur Routine geworden, zuvor die genannte Stelle beiderseits des Nabels zu akupunktieren, sofern nicht stärkere Blutungen zu raschem, aktivem Eingreifen zwingen. Nach Setzen der beiden Nadeln, die tangential in das subkutane Gewebe in kranio-kaudaler Richtung eingeführt werden, warten wir lediglich etwa weitere fünf Minuten ab. In etwa 80 % kommt es nach unserer Erfahrung innerhalb von drei bis fünf Minuten zur spontanen Lösung der Plazenta, so daß sie sich dann mit nur leichtem Zug an der Nabelschnur und geringem Druck auf den Fundus schonend entwickeln läßt. Dabei besteht der Eindruck, daß auch die Lösungsblutung deutlich vermindert ist. Die beiden Nadeln können anschließend sofort wieder entfernt werden. Vielen Frauen läßt sich so auf einfache Weise die immerhin recht belastende Prozedur einer manuellen Plazentalösung ersparen.

Akupunktur im Rahmen der familienorientierten Geburtshilfe. Der vielseitigen Verwendbarkeit der Akupunktur ist es zu verdanken, daß im Rahmen einer familienorientierten Geburtshilfe auch einmal dem geburtsbegleitenden Ehemann oder Partner mit dieser Methode ganz unverhofft geholfen werden kann. Immer wieder kommt es vor. daß der bei der Geburt anwesende Mann nach bewußter Vorbereitung auf die Geburt am Tag der Geburt in seiner Rolle als aktiver Geburtsbegleiter durch verschiedene, oft banale Beschwerden erheblich beeinträchtigt ist und dadurch seine Frau nicht so unterstützen kann, wie er dies möchte. Hierbei kann es sich z. B. um Ischialgien, hartnäckige Kopfschmerzen oder auch um einen stärkeren Schnupfen handeln. Es ist

[1]Persönliche Mitteilung von *S. Perera* aus Sri Lanka

so erfreulich, wenn es gelingt, das Wohlbefinden des werdenden Vaters wieder herzustellen, damit er dann seiner Frau bei der Geburt des Kindes wieder ohne Einschränkung beistehen kann, so daß sich diese kleine Mühe wirklich lohnt. Einige einfache Grundsätze für die Behandlung solcher häufig auftretender Beschwerden sollen deshalb nach dem gynäkologischen Teil angeschlossen werden (*s. S. 117* ff), da sich derartige Indikationen auch sonst oft am Rande des geburtshilflich-gynäkologischen Alltags ergeben.

Akupunktur im Wochenbett und während der Stillzeit

Schmerzzustände. Auch hier dient die Akupunktur oft als eine willkommene schmerzlindernde Methode. Viele Frauen haben Bedenken, zu diesem Zeitpunkt Schmerzmittel einzunehmen, weil diese über die Muttermilch auch auf das Kind übergehen, was nicht immer unbedenklich ist. Diese Einstellung ist aus ärztlicher Sicht nur zu begrüßen. Die Akupunktur ist hier eine unbedenkliche Alternative. Als Indikationen gelten z. B. heftige Nachwehen, die besonders nach dem zweiten oder dritten Kind ein ziemliches Problem darstellen können, aber auch stärkere Nahtbeschwerden nach einer Episiotomie oder einem Kaiserschnitt sowie Schmerzen in Verbindung mit Laktation und Stilltätigkeit.
Die Auswahl der geeigneten Punkte geschieht nach den bekannten Grundsätzen (*s. Abb. 17 und 12*).

▷ *Lokale und regionale Punkte*
  Huangshu (Ni 16) oder weitere Punkte im Fundus-uteri-Bereich bei Kontraktionsschmerzen.
  Bei Schmerzen im Damm- oder Sectionaht-Bereich sind lokale Punkte wenig empfehlenswert, regionale Punkte dagegen sehr geeignet;
  ▷ *Fernpunkte*
  Sanyinjiao (MP 6)
  Neiting (Ma 44; gilt auch als spezifischer Schmerzpunkt)
  Yanglingquan (Gb 34)
  Weima (U Ex)
  Neima (U Ex)
▷ *Symptomatische Punkte*
  Baihui (LG 20, Hauptsedativpunkt, besonders bei ängstlichen Patientinnen)
  Hegu (Di 4, Schmerzpunkt)
  Neiting (Ma 44, Schmerzpunkt)

Nur wenige Punkte sind jeweils erforderlich, selten mehr als vier. Sie werden für die Dauer von etwa 20 Minuten belassen und in dieser Zeit gelegentlich behutsam manuell stimuliert.

▷ *Ohrpunkte* (als Ergänzung)

Shenmen (Nr. 55, wichtigster Sedativ- und Analgesiepunkt des Ohres) und topographische Ohrpunkte, die der jeweiligen schmerzhaften Region zugeordnet sind. Die dem Genitalbereich zugeordneten Punkte befinden sich fast ausschließlich im Bereich der Fossa triangularis, der Brustpunkt Ruxian (Nr. 44) auf der Antihelix in Höhe des Crus helicis (*s. Abb. 12*).

Diese Punktezusammenstellung gilt lediglich als eine Art Basisprogramm und kann variiert bzw. nach den geschilderten Grundsätzen erweitert werden.

Stillprobleme. Sie können durch Akupunktur erheblich gelindert werden. Hier haben sich hauptsächlich drei Indikationsbereiche herauskristallisiert:
— heftiger Milcheinschuß bzw. schmerzhafte Milchstauung
— beginnende Mastitis und
— unzureichende Milchbildung.

Für diese sehr unterschiedlichen klinischen Situationen können die gleichen Punktekombinationen verwendet werden. Die Spezifität der Wirkung ergibt sich jeweils aus der unterschiedlichen Ausgangssituation und nicht durch eine spezifische Wirkung der Punkte an sich.

Therapiepunkte sind in *Abb. 26* dargestellt. Die regionalen Punkte, die sich in der Umgebung der Brust bzw. direkt am Drüsenansatz befinden, sind besonders gut wirksam und stellen somit die »Punkte der ersten Wahl« dar.

Ein weiterer wertvoller regionaler Punkt, den wir sehr häufig verwenden, liegt am oberen äußeren Brustdrüsenansatz in Richtung Axilla, wo sich zufällig kein traditioneller Akupunkturpunkt befindet. Ähnliches gilt für die gesamte Region rund um den Brustdrüsenansatz, doch soll man sich gerade hier auf eine notwendige Mindestzahl an Nadeln beschränken und eine »Nadelkissen-Akupunktur« vermeiden.

Die sonst so wirkungsvollen lokalen Punkte (das wäre direkt über der Brustdrüse) verbieten sich hier, um nicht die Drüsenläppchen und das feine Geflecht der Milchdrüsenkanälchen zu verletzen, aber auch aus Rücksicht auf die besondere psychische Bedeutung und hohe Sensibilität dieser Region. Übrigens galt auch im alten China die weibliche Brust als verbotenes Terrain für die Akupunktur.

▷ *Regionale Punkte*
Wuyi (Ma 15)
Rugen (Ma 18)
Shanzong (KG 17)
▷ *Fernpunkte*
Hegu (Di 4)
Quchi (Di 11)
Fuß-Linqi (Gb 41, häufige traditionelle Empfehlung)
▷ *Spezifische Punkte* (zusätzlich empfohlen)
Baihui (KG 20, Sedativpunkt) oder
Neiguan (Pe 6, Sedativpunkt, wird gerne bei Stillschwäche mit psychogener

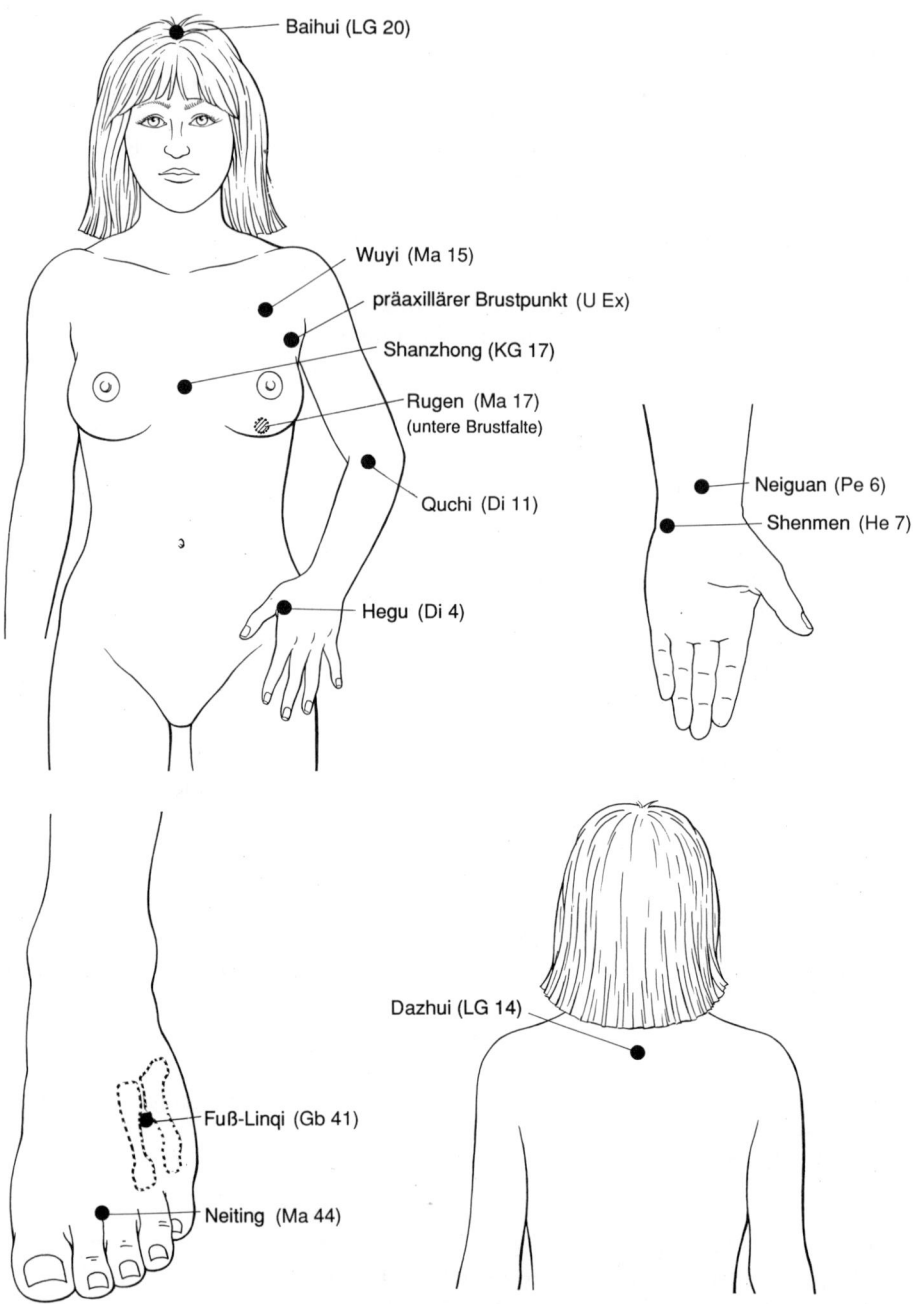

Baihui (LG 20)

Wuyi (Ma 15)

präaxillärer Brustpunkt (U Ex)

Shanzhong (KG 17)

Rugen (Ma 17)
(untere Brustfalte)

Quchi (Di 11)

Hegu (Di 4)

Neiguan (Pe 6)

Shenmen (He 7)

Dazhui (LG 14)

Fuß-Linqi (Gb 41)

Neiting (Ma 44)

Abb. 26   Erkrankungen und Funktionsstörungen der Brust

Ursache verwendet)
Hegu (Di 4, Schmerzpunkt) oder
Neiting (Ma 44, Schmerzpunkt)
Dazhui (KG 14, immunstimulierender Punkt, bei drohender oder beginnender Mastitis bzw. als adjuvante Maßnahme auch bei etablierter Mastitis)

Die stärkste unspezifische immunstimulierende Wirkung wird jedoch durch die regionalen Punkte erzielt, deren Reizung die lokale Immunabwehr aktiviert und zudem die örtliche Mikrozirkulation verbessert.

In der Regel kommt man mit wenigen regionalen Punkten aus, wobei die Nadeln parallel zur Thoraxwand in die lockere Bindegewebsschicht vor der Pektoralis-Faszie in radiärer Richtung (zur Mamille hin) eingeführt werden. Die Fernpunkte können gelegentlich unterstützend hinzugenommen werden.

Selbstverständlich dürfen die *sonstigen bewährten Maßnahmen,* von denen der Erfolg des Stillens abhängt, nicht vernachlässigt werden: richtiges Anlegen, sorgfältige Brustpflege (vor allem der Brustwarzen), Ausstreichen noch vorhandener Milch nach dem Stillen, der Einsatz von kalten oder warmen Umschlägen, gelegentlich auch der Gebrauch eines Prolaktinhemmers oder eines Antibiotikums, sofern eine Indikation dafür gegeben ist.

Bei schmerzhafter Milchstauung, wie auch bei beginnender Mastitis, ist der therapeutische Effekt meist besonders eindrucksvoll. Schon kurz nach Einführen der Nadeln empfinden die Mütter in der Regel Erleichterung. In den nächsten zwei bis drei Tagen wird die Akupunktur nach Bedarf wiederholt, natürlich in sinnvoller Kombination mit den anderen genannten Maßnahmen, bis die gesamte Symptomatik abgeklungen ist. In Einzelfällen konnten wir eine sich abzeichnende Abszedierung gerade noch abwenden und somit die Stillfähigkeit erhalten. Es ist also sehr wertvoll, dieses einfache therapeutische Instrument zusätzlich zur Verfügung zu haben.

Den Behandlungserfolg der Akupunktur bei unzureichender Stilleistung zu objektivieren, ist sehr schwierig. Selbstverständlich ist auch hier die Akupunktur durch sinnvolle allgemeine Maßnahmen zu ergänzen: sorgfältige Stillberatung, regelmäßiges Anlegen in ruhiger Atmosphäre, Beseitigung von Stillhindernissen und geeignete Ernährung. Subjektiv ist ein großer Teil der Frauen nach wenigen Tagen überzeugt, daß die Akupunktur eine zusätzliche Stillförderung bewirkte, doch läßt sich dies nicht eindeutig anhand der täglich gemessenen Trinkmengen des Kindes demonstrieren, da bei allmählich in Gang kommender Laktation die tägliche Milchproduktion ohnehin mehr oder weniger rasch ansteigt. Immerhin bewirken die Endorphine, die durch Akupunktur vermehrt ausgeschüttet werden, auch einen meßbaren Anstieg des Prolaktins (*Rivier* 1977), was den Einsatz der Akupunktur bei dieser Indikation ebenfalls sinnvoll erscheinen läßt.

Förderung der Uterusrückbildung. Auch die verzögerte Uterusinvolution im Wochenbett läßt sich mit Hilfe der Akupunktur behandeln. Methodisch entspricht das Vorgehen jenem bei verzögerter Plazentalösung während der dritten Geburtsphase.

▷ *Hauptbehandlungspunkt*
Huangshu (Ni. 16, s. *Abb. 21*)

Die tägliche Kontrolle des Fundusstandes im frühen Wochenbett ist eine notwendige Routine, da eine Verzögerung der Uterusrückbildung drohende Komplikationen ankündigen kann. Seitdem nachgewiesen wurde, daß die früher großzügiger verwendeten Sekale-Alkaloide (Methergin-Tropfen u. ä.) bei verzögerter Uterusrückbildung wenig effektiv sind und obendrein die Stilleistung negativ beeinflussen, steht uns keine alternative »sanfte« Medikation für diese Indikation zur Verfügung. Hier erweist sich die über mehrere Tage regelmäßig durchgeführte Akupunktur als geeignete Behandlungsalternative, die tägliche Infusionen oder Injektionen von Oxytocin-Präparaten ersetzen kann. Bei unzureichendem Behandlungserfolg müssen allerdings durch sorgfältige klinische Untersuchungen (Zervixeinstellung, Ultraschall-Untersuchung) pathologische Zustände ausgeschlossen werden, die gelegentlich auch ein operatives Vorgehen notwendig machen können.

Blasenentleerungsstörungen. Eine vorübergehende Erschwerung der Blasenentleerung nach Entbindung ist bis zu einem gewissen Grad völlig normal und bereitet meistens keinerlei Probleme. Grund hierfür ist zum einen die noch von der Schwangerschaft herrührende hormonell bedingten Weitstellung der ableitenden Harnwege mit Herabsetzung des Blasentonus, zum anderen die enorme Druckbelastung, der Blase und Harnröhre unter der Geburt beim Tiefertreten des kindlichen Kopfes ausgesetzt sind. Letzteres führt zu einem Drucködem und möglicherweise zu Einblutungen in die Blasen- und Urethralwand. Der komplizierte Blasenentleerungsvorgang kann hierdurch vorübergehend erheblich gestört sein.
Eine reflektorische Verkrampfung des Blasensphinkters kann diese Schwierigkeiten zusätzlich komplizieren, ausgelöst durch schmerzhaftes Brennen beim Versuch der Miktion, wenn Urin mit einer frisch genähten Damm- oder Labienwunde in Berührung kommt. Aber auch allein durch die Verunsicherung der Wöchnerin über ihre verminderte Blasenkontrolle und durch wiederholte frustrane Entleerungsversuche kann ein Spinkterkrampf ausgelöst oder verstärkt werden. Im allgemeinen sollte bis spätestens sechs Stunden nach der Geburt eine spontane Miktion wieder möglich sein, sonst werden ärztliche Maßnahmen erforderlich. Die herkömmlichen Behandlungsmöglichkeiten bestehen einerseits in einer geeigneten Medikation (z. B. Ubretid® zur Erhöhung des Blasentonus bzw. Minipress® zur Verminderung des Sphinktertonus), andererseits in der Katheterisierung der Blase, solange die medikamentöse Behandlung noch nicht wirksam ist. Letzteres geht aber immer mit der Gefahr einer aufsteigenden Blaseninfektion einher, was die Situation der Wöchnerin zusätzlich erschweren kann.
In diesen Fällen gelingt es oft, mit Hilfe der Akupunktur das häufigere Katheterisieren der Blase bzw. das Legen eines Dauerkatheters zu vermeiden und die Funktion der Blase schnell wiederherzustellen. Hierzu dienen die in *Abb. 27* dargestellten Therapiepunkte.

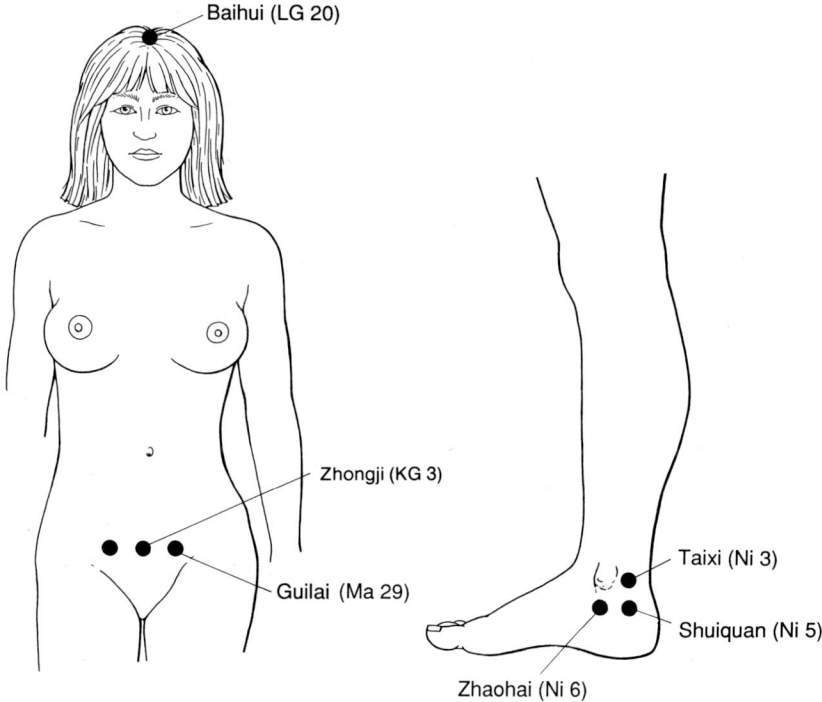

Abb. 27   Blasenentleerungsstörungen

▷ *Lokale Punkte*
  Zhongji (KG 3)
  und/oder
  Guilai (Ma 29)
▷ *Fernpunkte*
  Taixi (»Großer Bach«, Ni 3)
  oder
  Shuiquan (»Hervorquellendes Wasser«, Ni 5)
▷ *Spezifische Punkte* (evtl. zusätzlich)
  Baihui (LG 20)
  oder
  Shenmai (Bl. 62, Sedativpunkt, wird traditionell dem Funktionsbereich der
  Blase zugeschrieben und ist neuronal mit dem Blasensegment gekoppelt.

Spätestens sechs Stunden nach der Geburt katheterisieren wir bei Unvermö-
gen einer spontanen Miktion die Blase und leiten eine geeignete medikamentöse Behandlung ein. Wird ein erneutes Katheterisieren erforderlich, legen
wir für ein bis zwei Tage einen Dauerkatheter. Gleichzeitig bieten wir zur Un-

terstützung Akupunktur an, die nach Bedarf kurzfristig wiederholt wird bis zur Normalisierung der Blasenfunktion. Gelegentlich stimmen Frauen erst nach einiger Zeit vergeblicher medikamentöser Behandlung einer Akupunktur zu, wobei es dann oft verblüffend ist, wie schnell sich darunter die Blasenfunktion normalisiert.

In gleicher Weise lassen sich auch postoperative Blasenentleerungsstörungen nach Kaiserschnitt oder gynäkologische Operationen behandeln, die umso eher auf eine Akupunkturbehandlung ansprechen, je mehr es sich um rein funktionelle Störungen handelt.

Obstipation. Auch eine Störung der Darmentleerung ist kurz nach der Geburt bis zu einem Grade physiologisch. Grund dafür ist die noch von der Schwangerschaft herrührende »Weitstellung« des Darms. Hinzu kommt die Erschlaffung der Bauchdecken und des Beckenbodens nach der Entbindung sowie eine Verlagerung des Darmes nach Entleerung des Uterus.

Dennoch sollte die Darmtätigkeit bis zum dritten Tag post partum wieder in Gang gekommen sein. Dies kann durch sinnvolle allgemeine Maßnahmen unterstützt werden: frühes Aufstehen, Wochenbettgymnastik, ballastreiche Kost und milde Abführmittel. Die Akupunktur kann in hartnäckigen Fällen zusätzlich von Nutzen sein.

Hierfür kommen die in *Abb. 28* dargestellten Therapiepunkte in Frage.

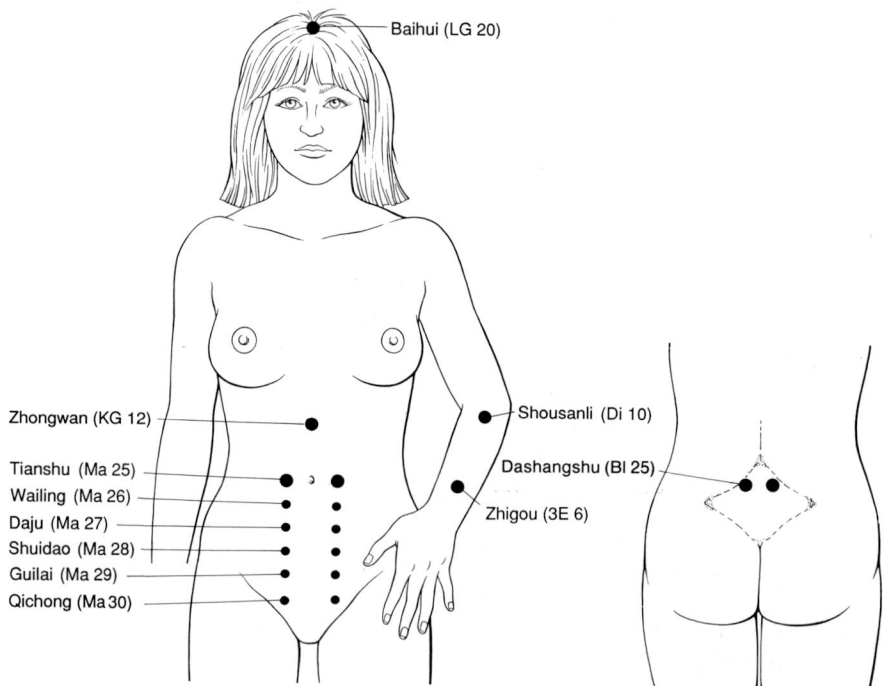

Abb. 28   Obstipation (meist sind vier bis sechs Punkte ausreichend)

▷ *Lokale und regionale Punkte*
  Tianshu (Ma 25)
  in ähnlicher Weise auch
  Wailing (Ma 26)
  Daju (Ma 27)
  Shuidao (Ma 28)
  Guilai (Ma 29)
  Qichong (Ma 30)
▷ *Fernpunkte*
  Zusanli (Ma 36)
  Shusanli (Di 10)
  Dashangshu (Bl 25)
▷ *Spezifische Punkte*
  Baihui (LG 20, Sedativpunkt)
  Zhongwan (KG 12, Meisterpunkt der Intestinal- und Hohlorgane) und/oder
  Zhigou (3E 6)

Baihui wirkt psychisch unterstützend, Zhongwan ist durch seine Lage über dem Querkolon gleichzeitig ein regionaler Punkt. Zhigou gilt traditionell als spezifisch gegen Obstipation.
Insgesamt sind in aller Regel nicht mehr als vier (bis sechs) Punkte erforderlich, um das Behandlungsziel zu erreichen.

Psychische Probleme. Nicht selten kommt es gerade im frühen Wochenbett zu psychischen Schwankungen, die sich zu einer erheblichen emotionalen Belastung auswachsen können. Hormonelle Gründe, aber auch Probleme im Zusammenhang mit den neuen Aufgaben der jungen Mutter sowie die verschiedenen körperlichen Beschwerden im frühen Wochenbett sind dafür verantwortlich. Oft kommen nach wenigen Tagen die Auswirkungen eines wiederholten Schlafentzugs hinzu, wenn das Neugeborene auch nachts alle drei bis vier Stunden gestillt werden möchte.
Hier kommt es darauf an, der Wöchnerin durch verständnisvolle, aufmerksame Betreuung über eine solche Krise hinwegzuhelfen und für genügend große, ungestörte Schlafperioden zu sorgen. Die Akupunktur kann in dieser Situation zusätzlich als unbedenkliches Hilfsmittel zur Aufhellung der Gemütslage beitragen.
Sehr nützlich sind hier die in *Abb. 29* dargestellten Therapiepunkte.

▷ *Sedativpunkte*
  Baihui (LG 20) evtl. zusammen mit
  Sishencong (Ex 6)
  Neiguan (Pe 6)
  Shenmen (He 7)
  evtl. auch
  Shenmen (Nr. 55) des Ohres

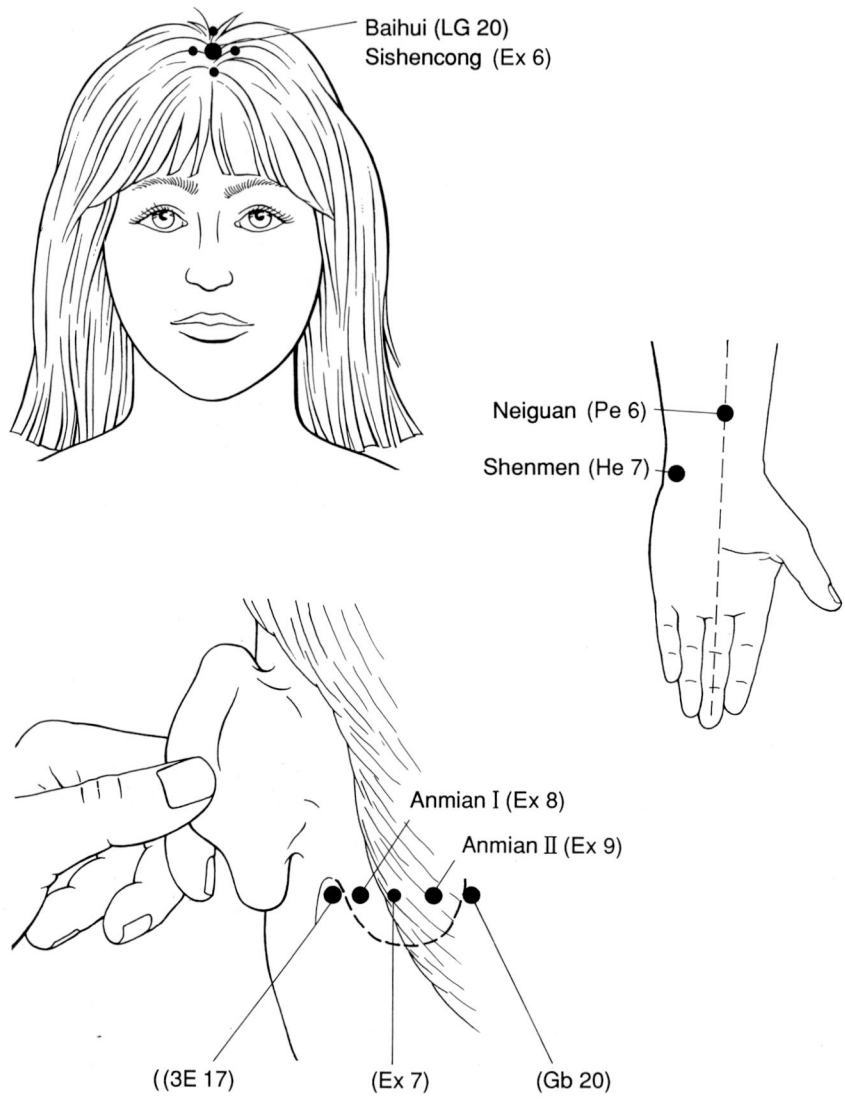

Baihui (LG 20)
Sishencong (Ex 6)

Neiguan (Pe 6)

Shenmen (He 7)

Anmian I (Ex 8)
Anmian II (Ex 9)

((3E 17)   (Ex 7)   (Gb 20)

Abb. 29   Psychische Probleme im Wochenbett

▷ *Extrapunkte*
I und II (Ex 8 und 9, bei hartnäckiger Schlaflosigkeit)

Eine ausgesprochene Wochenbettspsychose hingegen läßt sich kaum mit Akupunktur beeinflussen. Hier wird man in aller Regel auf die Hilfe eines erfahrenen Psychiaters nicht verzichten können.

Akupunktur in der Frauenheilkunde

Bedeutung der Akupunktur

Aus den alten chinesischen Schriften ergibt sich eine erstaunliche Fülle an Behandlungsempfehlungen für den Fachbereich der Frauenheilkunde, wie sie sich aus den eingangs geschilderten traditionellen Lehren ergeben. Grundlegendes zu diesem Thema findet sich in »Essentials of Chinese Acupuncture«. Eine wertvolle Fundgrube ist auch die Zusammenstellung von *M. Eyl* 1983.
Traditionelle Indikationen. Das traditionelle chinesische Behandlungsspektrum der Frauenheilkunde erstreckt sich über erstaunlich viele Indikationen: Amenorrhö, verschiedene Arten uteriner Blutungsstörungen, Dysmenorrhö, Fluor und Pruritus genitalis, Gebärmuttervorfall, Entzündungen und Geschwülste des kleinen Beckens, Brustdrüsenentzündungen und sogar das klimakterische Syndrom zählen zum festen Behandlungskatalog. Eine beliebte Diagnose war auch die »Hysterie«. In neueren chinesischen Lehrbüchern fand die Erosion der Portio Einzug in den Indikationskatalog für die Akupunktur. Die verschiedenen gynäkologischen Erkrankungen, deren Symptomatik den alten chinesischen Ärzten sehr vertraut war, wurden nach dem bereits geschilderten Ordnungsschema der Acht Prinzipien, ihrer vermuteten Meridianzugehörigkeit sowie ihrer postulierten Beziehungen zu den Fünf Elementen analysiert und differenziert, wobei das »Sonderorgan« Gebärmutter dem Nierensystem zugeordnet wurde, mit engen Beziehungen zum Leber-Meridian, da dieser den Nieren-Meridian kreuzt, und zu dem außerordentlichen Meridian Ren Mai (Konzeptionsgefäß), dem ein besonderer Einfluß auf die Reproduktionsorgane der Frau zugeschrieben wurde. Da viele gynäkologische Störungen mit dem Symptom einer Blutung einhergehen, schrieb man auch der Milz und ihrem Meridian eine besondere Rolle zu, vermutete man doch in ihr das Kontrollorgan des kreisenden Blutes.
Dabei war eine frauenärztliche Untersuchung in dem Sinne, wie wir sie kennen, im alten China völlig undenkbar. Statt dessen erläuterte die hilfesuchende Frau meist an Hand einer Porzellan- oder Elfenbeinfigur, der sog. Doctor-Lady (*Abb. 30*), die Stelle, an der sie ihre Beschwerden hatte, und überließ dem diagnostizierenden Arzt gerade eben ihr Handgelenk zum Abtasten der traditionellen Pulse, während sie selbst oft hinter einem Wandschirm verborgen blieb.

Heute haben die überlieferten traditionellen Vorstellungen für den behandelnden Arzt nur noch kulturhistorische Bedeutung. Sie sind längst durch moderne Konzepte ersetzt, ohne daß damit die alte Sehnsucht nach einem ganzheitlichen Verständnis der Dinge aufgegeben werden muß. Es wäre unverantwortlich und käme einem Kunstfehler mit verhängnisvollen gesundheitlichen Folgen gleich, wollte man heute etwa atypische uterine Blutungen nach altchinesischer Weise interpretieren und behandeln, z. B. gemäß dem traditionellen Lehrsatz, »das Feuchtigkeits-Gift in der Gebärmutter durch Hitze reinigen

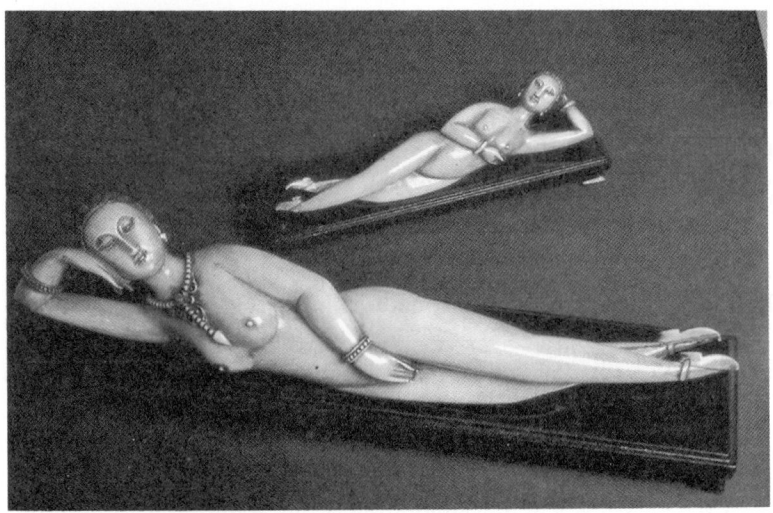

Abb. 30   »Doctor-Ladies«. Aus Elfenbein geschnitzte Frauenfiguren, ca. 18 und
36,5 cm lang. (Aus *Haak* 1984)

und das Gift nach außen auflösen«, wie dies noch im »Zhong Yi Fu Ke«, der
»Chinesischen Frauenheilkunde und Geburtshilfe« aus dem Jahre 1978 ge-
lehrt wird. Die Möglichkeit, durch einfache diagnostische Schritte ein Uterus-
karzinom frühzeitig zu erkennen, eröffnet uns Chancen, die im alten China
völlig undenkbar waren. Dies verpflichtet uns auch, alle heute verfügbaren
Mittel für das Wohl unserer Patientinnen einzusetzen.
Auch die Vielzahl der nicht karzinombedingten Blutungsstörungen der Frau
bedürfen heute einer differenzierten, modernen Abklärung und des Einsatzes
sehr unterschiedlicher Behandlungsstrategien, die von einer einfachen Bera-
tung und Beruhigung über die Harmlosigkeit einer Störung bis hin zu ein-
schneidenden operativen Maßnahmen reichen können.
Ebenso wäre es heute abwegig, ein Fluorproblem der Scheide durch Fühlen
der traditionellen Pulse abzuklären und nach dem alten Grundsatz »Die Milz
stärken und die Feuchtigkeit verwandeln« (so im »Zhong Yi Fu Ke«) an bestimmten Meridianpunkten behandeln zu wollen. Hier ist eine einfache gynäkologische Untersuchung mit zytologischer, gegebenenfalls auch mikrobiolo-
gischer Diagnostik eher geeignet, das tatsächliche Problem aufzudecken und
somit die rationale Grundlage einer zweckmäßigen Therapie zu liefern. Die
Akupunktur spielt hier kaum mehr eine Rolle, bestenfalls noch bei den rein
psychogenen Formen, die aber meist keiner medizinischen Behandlung bedürfen.
Die Behandlung eines Genitalprolapses mit Akupunktur stellt eher ein Relikt
aus einer Zeit dar, in der eine operative Korrektur nicht denkbar war und pal-
liative Maßnahmen den Grad der Beschwerden wenigstens lindern sollten. In

ähnlicher Weise müssen wir heute alle traditionellen Indikationen der Akupunktur revidieren und ihren Stellenwert innerhalb unserer heutigen Therapiekonzepte neu definieren.

Moderne gynäkologische Indikationen. In der Akupunktur besitzen wir ein einfaches, praktisch nebenwirkungsfreies zusätzliches Therapeutikum, das geeignet ist, eine Vielzahl *funktioneller Störungen* durch oberflächliche Reizung über eine Aktivierung köpereigener Regulations- und Adaptationsvorgänge günstig zu beeinflussen. Hinzu kommt eine wachsende Akzeptanz dieser »sanften« asiatischen Methode innerhalb unserer Bevölkerung in einer Zeit, in der wir eine zunehmend kritischere Einstellung gegenüber der Einnahme von Medikamenten beobachten, aufgrund der immer länger werdenden Listen möglicher Nebenwirkungen im Beipackzettel der verordneten Präparate.

So sind die *funktionellen Gesundheitsstörungen* auch die Domäne der Akupunkturbehandlung. Diese machen innerhalb der Frauenheilkunde einen großen Anteil aus und lassen sich grobklinisch einteilen in:

— Unterleibsbeschwerden,
— Brustbeschwerden sowie
— allgemeine gynäkologische Syndrome, die nicht unmittelbar lokalisiert empfunden werden.

Aber auch *organische Erkrankungen* gehen nicht selten mit funktionellen Beschwerden einher, so daß auch hier der Einsatz der Akupunktur oftmals als adjuvante Maßnahme sinnvoll ist.

Behandlungsplanung. Die genannten drei Syndrombereiche können therapeutisch jeweils weitgehend mit einem gemeinsamen Konzept angegangen werden. Der spezifische therapeutische Effekt ergibt sich dabei weniger aus der spezifischen Wirkung bestimmter Punkte oder Punktekombinationen, wie dies aus traditioneller Sicht postuliert wurde, sondern aus der jeweils besonderen Ausgangssituation der Patientin selbst, deren Regulationssysteme auf den primär unspezifischen therapeutischen Reiz in spezifischer Weise reagieren. Die eigentliche logistische Leistung des Akupunktureffekts wird also weniger vom Akupunkteur als vielmehr vom Organismus des Patienten selbst erbracht.

Die Kunst des Akupunktierens besteht nun hauptsächlich darin, jenen psycho-physiologischen Umschaltvorgang zu bewirken, der die Patientin auf den Nadelstich – eine dosierte, kalkulierte (Mikro-)Verletzung – nicht mit Flucht oder Aggression, sondern mit positiver Toleranz reagieren läßt und somit auf neuroendokrinem Weg durch deszendierende Hemmung störender Afferenzen und Ausschüttung besonderer Streßhormone den therapeutischen Effekt quasi wie ein Reflexgeschehen erst ermöglicht. Weiterhin ist durch geschickte

Wahl von Reizpunkten dem Körper ein optimales Reizangebot darzubieten, mit dem das in ihm bereits angelegte Potential zur Selbstregulierung und Wiederherstellung der Homöostase bestmöglich aktiviert wird.

Hierbei liefert das »subjektive« Krankheitsbild, d. h., woran die Patientin subjektiv leidet und wie sie dieses Leiden deutet, die wichtigsten Anhaltspunkte für die Akupunkturplanung. Freilich darf gleichzeitig das »objektive« Krankheitsbild nicht vernachlässigt werden, für dessen Abklärung und Behandlung die Regeln der medizinischen Wissenschaft gelten.

Funktionelle Unterleibs- bzw. Brustbeschwerden sind vorwiegend organbezogen, werden also von der Patientin mehr oder weniger lokalisiert empfunden und liefern somit dem Akupunkteur bereits wertvolle Hinweise für die Punkteauswahl. Diese kann nach dem bekannten Schema erfolgen:

lokale Punkte, Ah-Shi-Punkte (sofern sich diese spontan ergeben), regionale Punkte, kontralaterale oder oppositionelle Punkte, Fernpunkte und spezifische Punkte, mitunter auch Ohrakupunktur-Punkte.

Bei den gynäkologischen Syndromen, die vorwiegend durch eine Störung des Allgemeinbefindens geprägt sind (endokrine Syndrome und Hyperemesis), ist der topographische Bezug des subjektiven Krankheitsbildes weniger eindeutig. Es finden sich zwar auch hier häufig regionalbezogene Teilsymptome, die als therapeutische Hinweise genutzt werden können, z. B. Übelkeit $\longrightarrow$ Epigastrium. Darüberhinaus sind hier aber vor allem Punkte mit bekannter Allgemeinwirkung von besonderer Bedeutung:

Sedativpunkte, Homöostase-Punkte und endokrin wirksame Punkte.

Indikationen zur Akupunktur in der Frauenheilkunde

I. Unterleibserkrankungen

Primäre Dysmenorrhö
Sekundäre Dysmenorrhö
Das Kreuzschmerzsyndrom der Frau
Schmerzen nach Unterleibsoperationen
Pruritus vulvae
Funktionelle Zyklusstörungen
Fluor vaginalis

II. Störungen im Brustbereich

Mastodynie
Mastopathie
Chronisch rezidivierende nonpuerperale Mastitis
Schmerzen nach Brustoperationen

III. Weniger lokalisiert empfundene gynäkologische Syndrome

Das prämenstruelle Syndrom
Das klimakterische Syndrom
Hyperemesis

IV. Verschiedene organische Erkrankungen

Die Akupunktur ist hier in begrenztem Maße als adjuvante
Therapie sinnvoll, z. B. zur Schmerzbehandlung bei Endometriose
oder nach gynäkologischen Operationen

Akupunktur bei verschiedenen Unterleibserkrankungen

Trotz der großen Heterogenität der hier zusammengefaßten Krankheitsbilder
können diese aus der Sicht der Akupunktur nach einem gemeinsamen therapeutischen Grundschema angegangen werden, das allerdings im Einzelfall
eine große Variabilität erlaubt.

Therapeutisches Gesamtschema

Aus der folgenden Punkteliste werden die Akupunkturpunkte nach den geschilderten Grundsätzen ausgewählt und einzeln oder in Kombination angewandt (s. *Abb. 28*). Dabei genügt es, aus dem umfangreichen Programm nur einige wenige Punkte auszuwählen, wobei Punkte mit dem jeweils höchsten prospektiven Wert (siehe Akupunkturformel, S. 49) Vorrang haben.

▷ *Lokale Punkte*
  Zhongji (KG 3)
  Guanyuan (KG 4)
  Guilai (Ma 29)
  Ciliao (Bl 32)
  mit gleicher Berechtigung die Punkte Bl 31 bis Bl 35
  Huyin (KG 1, in Ausnahmefällen, z. B. Pruritus vulvae)
▷ *Regionale Punkte*
  Tianshu (Ma 25)
  Damai (Gb 26)
  Xuehai (MP 10)
  Huatuojiaji-Punkte (Ex 21)
▷ *Kontralaterale Punkte*
  Sie befinden sich bei einseitigen Beschwerden auf der gegenüberliegenden Seite an der Stelle, die der Schmerzlokalisation anatomisch entspricht.
▷ *Fernpunkte*
  Sanyinjiao (MP 6, »Königspunkt« der Gynäkologie)
  Neima (U Ex)
  Neiting (Ma 44)
  Taichong (Le 3)
  Weima (U Ex)
  Zusanli (Ma 36)
  Yanglinquan (Gb 34)
  Hegu (Di 4, auch wichtigster Analgesiepunkt)
  Quchi (Di 11)
▷ *Spezifische Punkte*
    Sedativpunkte
      Baihui (LG 20)
      Sishencong (Ex 6)
      Neiguan (Pe 6)
      Shenmen (He 7)
    Schmerzpunkte
      Hegu (Di 4)
      Neiting (Ma 44)

Homöostasepunkt
  Quchi (Di 11)
  Zusanli (Ma 36)
  Sanyinjiao (MP 6)
Immunstimulierende Punkte
  Dazhui (LG 14)
  Quchi (Di 11)
  Xuehai (MP 10)
  Sanyinjiao (MP 6)
Endokrin wirksame Punkte
  Jianjing (Gb 21)
  Jiaosun (3E 20)
Ohrakupunkturpunkte (ergänzend oder alternativ, s. *Abb. 12*)
  — *Organbezogene Punkte:*
    Zigong (»Uterus«, **Nr. 58,** nach *König u. Wancura*)
    Uteruspunkt nach *Nogier* (**Ut. N.**)
    Pengiang (»Beckenhöhle«, **Nr. 56**)
    Wai Sheng Zhigi (»Äußeres Genitale«, **Nr. 79**)
  — *Wichtige Unterstützungspunkte von ganzheitlicher Wirksamkeit:*
    Shenmen (Nr. 55, Hauptsedativ- und Hauptanalgesiepunkt des
    Ohres
    Jiaogan, (»Vegetativum«, **Nr. 51**)
    Pizhixia (»Graue Substanz«, **Nr. 33,** wertvoller psychischer Un-
    terstützungspunkt mit schmerzstillender, sedierender, entzün-
    dungshemmender und kreislaufstabilisierender Wirkung)

Primäre Dysmenorrhö. Durch eine konsequente Behandlung über vier bis sechs Zyklen wird oft ein langfristiger Erfolg ohne weiteren Behandlungsbedarf erzielt. Selbst in Fällen, die medikamentös nur unzureichend gebessert werden, läßt sich noch in 85 bis 90 % mit Akupunktur ein guter Behandlungserfolg erzielen. Dies wurde kürzlich auch am Schmerzzentrum der Universitätsklinik von Los Angeles bestätigt (*Rapkin u. Kames* 1988). Begonnen wird mit der Behandlung möglichst schon kurz vor Einsetzen der Regel oder spätestens mit Einsetzen der Symptome. Wiederholungsbehandlungen erfolgen nach Bedarf in Abständen von ein bis zwei Tagen.

Sekundäre Dysmenorrhö. Auch hier sind gute symptomatische Erfolge erzielbar, doch müssen zugrunde liegende morphologische Veränderungen, etwa eine Endometriose, berücksichtigt werden. Genaue laparoskopische Abklärung und Behandlung nach den Grundsätzen der modernen Gynäkologie sind in solchen Fällen unverzichtbar, um die Patientin vor einem Fortschreiten des Krankheitsprozesses mit möglichem Fertilitätsverlust zu bewahren, ebenso wie vor der Entstehung operationsbedürftiger Konglomerattumoren und der Gefahr der malignen Entartung. All dies kann durch Akupunktur nicht zuverlässig verhindert werden, auch wenn erstaunliche Einzelfälle von „Spontanheilungen" organisch weit fortgeschrittener Endometrioseerkrankungen ad integrum durch Akupunktur bekannt sind (S. Perera und ein eigener Fall).

Das Kreuzschmerzsyndrom der Frau. Hinter diesem Syndrom, das durch chronische dorsale Unterleibsschmerzen gekennzeichnet ist, können sich sehr verschiedene Krankheitsbilder verbergen: die reine Pelvipathia nervosa ohne jeglichen Organbefund, Erkrankungen mit nur minimalen, durch einfache klinische Untersuchungen nicht zu eruierenden Organstörungen wie das Allen-Masters-Syndrom oder die Varicosis pelvina, aber auch fortgeschrittene gynäkologische Krankheitsprozesse entzündlicher oder maligner Genese. Eine genaue Klärung und sichere differentialdiagnostische Abgrenzung ist nur durch Einsatz moderner Diagnostik möglich. Außerdem müssen auch nicht-gynäkologische Erkrankungen in Betracht gezogen werden, so z. B. orthopädische und intestinale Schmerzsyndrome.
Vor allem die Pelvipathie ohne pathologischen Organbefund und jene mit nur geringen Organveränderungen, bei denen eine Laparotomie nicht gerechtfertigt wäre, eignen sich primär für einen Behandlungsversuch mit Akupunktur. Gelegentlich kann die Akupunktur auch hier differentialdiagnostische Bedeutung erlangen, da rein funktionelle Störungen besonders gut ansprechen. So kann manchen Frauen das zusätzliche Trauma einer Bauchspiegelung erspart werden. Selbstverständlich muß bei fehlendem organischem Befund immer auch nach primären seelischen Ursachen gefahndet und gegebenenfalls eine geeignete psychotherapeutische Behandlung eingeleitet werden. Diese wird von den meisten Frauen allerdings viel schwerer akzeptiert als eine einfache Akupunkturbehandlung, die durchaus im Kontext einer ganzheitlichen (psychosomatisch orientierten) Behandlung auch psychotherapeutische Wirkung haben kann, ohne dadurch die Somatisierung des Grundkonfliktes gleich zu fixieren.

Bei den *entzündlichen Unterleibserkrankungen* der Frau spielt die Akupunktur angesichts der gezielten modernen Behandlungsmöglichkeiten meist nur eine untergeordnete Rolle etwa im Sinne einer adjuvanten Therapie, die allerdings entscheidend dazu beitragen kann, schmerzhafte Beschwerden erheblich schneller zu überwinden.

Schmerzen nach Unterleibsoperationen. Sie stellen eine wertvolle Indikation zur Akupunktur dar. Lediglich innerhalb der ersten sechs bis acht Stunden nach einer Vollnarkose scheint die Auslösung eines schmerzlindernden Akupunktureffekts erschwert zu sein, durch die Dämpfung der zentralen Reaktion und die verminderte psychologische Akzeptanz, so daß hier zentral wirkende Analgetika eher zum Ziel führen. Ein anderes Phänomen verdient besonders erwähnt zu werden: Wenn statt unter herkömmlicher Allgemeinnarkose in Akupunkturanalgesie operiert wird, ist die postoperative Phase durch besonders niedrigen Schmerzmittelbedarf und auffallend schnelle Erholung gerade auch bei Risikopatienten gekennzeichnet. Dies konnte von *Herget* (1983) nachgewiesen werden.

Pruritus vulvae. Auch dieses Symptom spricht meist gut auf eine Akupunkturbehandlung an.

▷ *Regionale Punkte* oberhalb der Schamhaargrenze
   Zhongji (KG 3)
   Guilai (Ma 29)
   Huiyin (KG 1, am Damm)
   Xuehai (MP 10, mit besonders juckreizstillender Wirkung).

Allerdings erlauben *organische Ursachen,* die einer besonderen Behandlung bedürfen, lediglich den *adjuvanten Einsatz* der Akupunktur, etwa bei Vulvitis, Lichen sclerosis et atrophicans (Craurosis vulvae), Diabetes mellitus oder ekzematösen Veränderungen unterschiedlicher Genese. Auch an Skabies und Pedikulose muß als gelegentliche Ursache des Pruritus gedacht werden. Die Beseitigung dieser Parasiten ist hier die Therapie der Wahl.

Funktionelle Zyklusstörungen. Die Ursache hierfür liegt meist in einer Störung der endokrinen Rückkoppelung zwischen Hypothalamus, Hypophyse und Ovar. Als Folge treten die verschiedenen Formen von Regeltempostörungen auf. Meist sind diese entweder mit Corpus-luteum-Insuffizienz oder Anovulation verbunden, beides häufige Ursache für *weibliche Sterilität.* Auch diese Störungen lassen sich mit Akupunktur oft günstig beeinflussen, wenn auch der Erfolg in der Regel nicht immer so prompt nachprüfbar ist wie bei einer gezielten modernen Hormontherapie. Letztere ist aber im Gegensatz zur Akupunktur mit möglichen Nebenwirkungen und Behandlungsrisiken verbunden. Bei der Behandlung bestimmter Sterilitätsformen (Gruppe II der WHO-Klassifikation: normoprolaktinämische Oligomenorrhö und gestagenpositive Amenorrhö) konnte in einer Pilotstudie der Universität Heidelberg mit Hilfe der Akupunktur sogar dieselbe Schwangerschaftsrate erzielt werden wie unter Einsatz von Clomiphen oder Gonadotropinen, wobei sich die Akupunktur durch fehlende Nebenwirkungen und deutlich niedrigere Abortrate sogar als überlegen erwies (*Gerhard u. Postneek* 1988).
Außer lokalen und regionalen Punkten sind für diese Indikation die Homöostasepunkte, die endokrin wirksamen Punkte und die entsprechenden Ohrakupunkturpunkte von Vorteil. Sie sind in *Abb. 31* bzw. *13* dargestellt.

Fluor vaginalis. Bei der Behandlung der verschiedenen Formen des Fluor vaginalis spielt die Akupunktur nur noch eine untergeordnete Rolle. Vorrang sollte eine genaue gynäkologische Abklärung und eine darauf aufbauende lokale oder systemische Behandlung haben. Wichtig ist hier vor allem der Ausschluß oder die Früherkennung eines Malignoms sowie die gezielte Behandlung der verschiedenen infektiösen Erkrankungen. Natürlich sprechen bestimmte funktionelle Fluorformen, die zwar medizinisch weniger bedeutungsvoll sind, gleichwohl aber oft sehr lästig und hartnäckig sein können, auf eine Akupunktur recht gut an. Dies kann hin und wieder in der gynäkologischen Praxis genutzt werden.

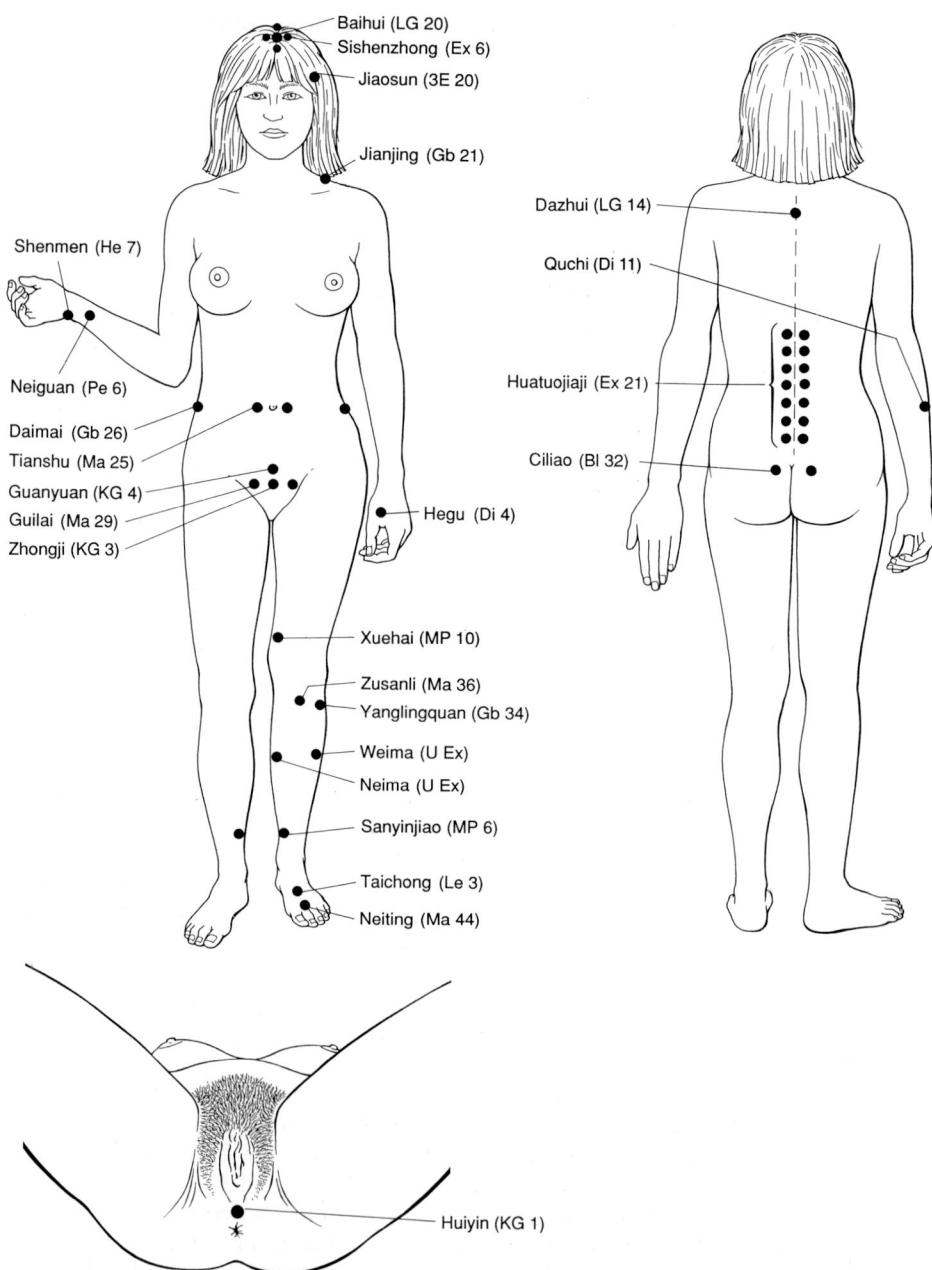

Baihui (LG 20)
Sishenzhong (Ex 6)
Jiaosun (3E 20)

Jianjing (Gb 21)

Dazhui (LG 14)

Shenmen (He 7)

Quchi (Di 11)

Neiguan (Pe 6)

Huatuojiaji (Ex 21)

Daimai (Gb 26)
Tianshu (Ma 25)
Guanyuan (KG 4)
Guilai (Ma 29)
Zhongji (KG 3)

Ciliao (Bl 32)

Hegu (Di 4)

Xuehai (MP 10)

Zusanli (Ma 36)
Yanglingquan (Gb 34)

Weima (U Ex)
Neima (U Ex)

Sanyinjiao (MP 6)

Taichong (Le 3)
Neiting (Ma 44)

Huiyin (KG 1)

Abb. 31   Behandlung funktioneller Unterleibsbeschwerden und der weniger
lokalisiert empfundenen gynäkologischen Syndrome

Akupunktur bei verschiedenen Störungen im Bereich der Brust

Mastodynie Diese kann sowohl prämenstruell als auch zyklusunabhängig auftreten und stellt eine sehr dankbare Indikation zur Akupunktur dar. Der Erfolg tritt oft prompt ein, nicht selten schon kurz nach Einführen einer oder weniger Nadeln. Bevorzugt werden hier regionale Punkte, am Rande des Brustdrüsenansatzes. nahe dem schmerzhaften Segment. Auch distale und spezifische Punkte können eingesetzt werden, wie dies bei der Behandlung vonStillproblemen bereits dargestellt wurde (*Abb. 24*).

Mastopathie. Auch bei einer *Mastopathie,* die mit mehr oder weniger ausgeprägten Gewebeveränderungen entsprechend den Stadien I bis III nach *Prechtel* einhergeht, kann der Einsatz der Akupunktur sinnvoll sein, vor allem dann, wenn damit schmerzhafte Beschwerden verbunden sind. So war bei einer Patientin zu beobachten, wie eine sehr schmerzhafte, mit zahlreichen kleinen Knötchen durchsetzte Brust (sog. Schrotkugelbrust) nicht nur während einer einzigen Sitzung schmerzfrei, sondern in den nächsten Tagen allmählich in eine völlig homogene, weiche Brust transformiert wurde. Freilich trägt man als behandelnder Arzt die hohe Verantwortung, keinesfalls ein Mammakarzinom zu übersehen. Deshalb ist hier immer zuvor die sorgfältige klinische Abklärung unter großzügigem Einsatz der Mammographie zu fordern. Bei allen zweifelhaften Befunden oder bei einem eindeutig tastbaren Knoten ist die Exstirpation mit anschließender histologischer Abklärung indiziert. Die ausgeprägteren Mastopathieformen, die mit atypischen Proliferationen einhergehen, stellen eine Präkanzerose dar und bedürfen einer ganz besonderen Überwachung. In Einzelfällen ist hier unter Umständen sogar eine subkutane Mastektie zu erwägen.

Chronisch-rezidivierende nonpuerperale Mastitis. Oft bedeutet diese für die betroffene Frau einen langen Leidensweg mit immer wiederkehrenden Schmerzen und mehrfachen Operationen. Die Akupunktur kann hier nicht nur die Schmerzen lindern oder beseitigen, sondern durch Erhöhung der lokalen Abwehrkräfte zur endgültigen Sanierung des chronischen Entzündungsherdes beitragen. Die Behandlungsgrundsätze entsprechen den bereits geschilderten (Punkteauswahl siehe Abb. 24).

Akupunktur bei weniger lokalisiert empfundenen gynäkologischen Syndrome

Zu den Syndromen, bei denen das subjektive Krankheitsbild mehr von allgemeinen Befindlichkeitsstörungen geprägt ist und weniger organbezogen bzw. lokalisiert empfunden wird, zählen das prämenstruelle Syndrom, das klimakterische Syndrom sowie die Hyperemesis gravidarum.

Für die Therapieplanung sind hier ebenfalls all jene Angaben der Patientin von besonderem Wert, die irgendeinen topographischen Bezug der Beschwerdesymptomatik ergeben. Diese können zur Auswahl von lokalen und regionalen Punkten genutzt werden, so etwa bei schmerzhafter Brustspannung, Übelkeit (meist im Epigastrium lokalisiert) oder Kopfschmerzen; auch Fernpunkte sind hierbei wertvoll. Vor allem empfehlen sich aber solche Punkte, die aufgrund ihrer subjektiven Wertigkeit und klinischen Wirkung einen besonders ausgeprägten Einfluß auf das Allgemeinbefinden haben. Sie sind in *Abb. 31* (S. 114) mit dargestellt.

Therapeutisches Gesamtschema

▷ Lokale und regionale Punkte
▷ Fernpunkte
▷ Spezifische Punkte
  — *Sedativpunkte*
    Baihui (LG 20)
    Sishencong (Ex 6)
    Neiguan (Pe 6)
    Shenmen (He 7)
    Quchi (Di 11)
    Zusanli (Ma 36)
    Sanyinjiao (MP 6)
  — *Endokrin wirksame Punkte*
    Jianjing (Gb 21)
    Jiaosun (3E 20)
  — *Ohrpunkte* (zusätzlich oder als Alternative, s. *Abb. 13*, S. 40)
    Ohr-Shenmen (Nr. 55)
    Jiaogan (Nr. 51) oder
    Pixhizia (Nr. 34)
    Nefenbi (Nr. 22)
    Ruanchao (Nr. 23)

Die Ohrpunkte können statt der klassischen Nadelung mit einer aufklebbaren Dauernadel behandelt werden, die von der Patientin selber von Zeit zu Zeit mit der Fingerkuppe nach Bedarf durch leichte Druckmassage stimuliert wird. Sofern keine Entzündungszeichen auftreten, kann eine solche Dauernadel für ein bis zwei Wochen belassen werden.

Prämenstruelles Syndrom. Es zeigt eine ausgesprochen gute Ansprechrate auf Akupunktur. Das Beschwerdebild ist geprägt von psychischen Veränderungen wie Nervosität, Spannungsgefühl, depressiver Verstimmung, verschiedenen lokalen Beschwerden wie schmerzhafte Brustspannung, z. T. mit ausgesprochener Hyperalgesie der Brust, besonders der Brustwarzen, Schmerzen im Unterleib, Kopfschmerzen, gelegentlich Völlegefühl, Obstipation und Übelkeit. Freilich muß der behandelnde Frauenarzt abwägen, ob nicht doch im Einzelfall eher einmal eine milde Gestagentherapie in der zweiten Zyklushälfte vorzuziehen ist. Außerdem sind diätetische Empfehlungen (salzarme Kost und Flüssigkeitseinschränkung zur Verminderung der Wasserretention) in den Behandlungsplan mit einzubeziehen.

Klimakterisches Syndrom. Hier sollte die Akupunktur mit einer gewissen Zurückhaltung eingesetzt werden. Auch wenn das subjektive Beschwerdebild hiermit meist sehr wirkungsvoll gebessert werden kann, darf der behandelnde Arzt seinen Patientinnen die Vorzüge einer modernen hormonellen Substitutionsbehandlung für ihre gesamte Lebensqualität nicht vorenthalten, sofern hierzu keine ausdrückliche Kontraindikation besteht. Ein durch konsequente Östrogen-Gestagen-Kombinationsbehandlung bewirkter Schutz gegen fortschreitende Osteopenie und Osteoporose in der Menopause ist durch Akupunktur nicht zu erreichen, was immerhin etliche Frauen vor dem Schicksal einer Schenkelhalsfraktur im höheren Lebensalter bewahren kann. Außerdem senkt eine Östrogensubstitution offenbar das kardiovaskuläre Erkrankungsrisiko der älteren Frau um etwa die Hälfte.

Hyperemesis gravidarum. Deren Behandlung wurde bereits im geburtshilflichen Kapitel beschrieben (s. S. 71-72). Im gleichen Sinne lassen sich aber auch die unter *aggressiver Chemotherapie* auftretenden Beschwerden behandeln, z. B. im Rahmen der adjuvanten Chemotherapie des Mammakarzinoms oder anderer gynäkologischer Malignome. Hier soll die Akupunktur wie eine Prämedikation etwa eine halbe Stunde vor Beginn der Chemotherapie durchgeführt werden. Manche dieser Patientinnen reagieren bereits mit heftiger Übelkeit, wenn sie auch nur die vorbereiteten Infusionsflaschen erblicken, so daß die Akupunkturbehandlung dieser psychologischen Reaktion zuvorkommen sollte.

▷ Punktekombination
Baihui (LG 20)
Neiguan (Pe 6)
Zhongwan (KG 12)
Shanzhong (KG 17, evtl.) (*s. Abb. 15*)

Einige allgemeinmedizinische Anwendungen

Im folgenden werden einige allgemeinmedizinische Beschwerdebilder erwähnt, die dem geburtshilflich oder gynäkologisch Tätigen am Rande seiner klinischen Tätigkeit häufiger begegnen. Oft handelt es sich um sog. Bagatellerkrankungen, die nicht immer gleich an einen entsprechenden Facharzt überwiesen werden müssen. Natürlich soll dies nicht im Einzelfall die fach-

ärztliche Abklärung und Behandlung ersetzen, wo diese indiziert sind.
Auch hier kann das bewährte Grundschema bei der Punkteauswahl verwendet werden: lokale Punkte, regionale Punkte, Fernpunkte, spezifische und symptomatische Punkte, Ohrpunkte und evtl. Ah-Shi-Punkte.

Schnupfen bzw. verstopfte Nase. Besonders effektiv sind die in *Abb. 32* dargestellten Punkte.

▷ *Regionale Punkte rund um die Nase*
    Yintang (Ex 1)
    Yingxiang (Di 20)
    oder
    Bitung (Neu-Pt. 12)
▷ *Fernpunkt*
    Hegu (Di 4, kurze manuelle Stimulation empfohlen!)

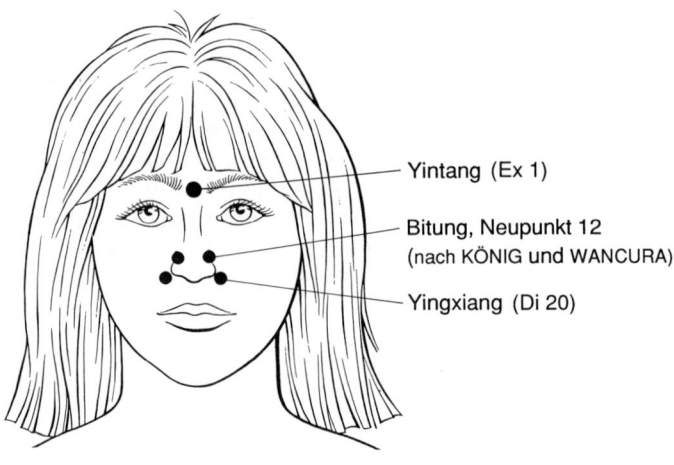

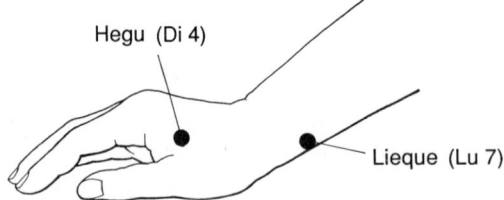

Abb. 32   Rhinopathien

Die Wirkung tritt meist sehr schnell ein. Bei Nadelung der regionalen Punkte, vor allem von Neupunkt 12, löst sich häufig eine Träne durch Mitstimulation der Tränendrüse.

Bronchitis. Wirksam sind die in *Abb. 33* dargestellten Punkte. Rasche Erleichterung mit dem Gefühl erweiterter und befreiter Atemwege bewirken vor allem lokale und regionale Punkte.

▷ *Lokale und regionale Punkte* (entsprechend den zugehörigen *Head*schen Zonen)
  Tiantu (KG 22), nur oberflächlich nadeln! Die klassische tiefe Nadelung dieses Punktes ist unverhältnismäßig gefährlich!!
  Huagai (KG 20)
  Wuyi (Ma 15)
  Shanzong (KG 17)
▷ *Fernpunkte*
  Hegu (Di 4)
  Lieque (Lu 7)

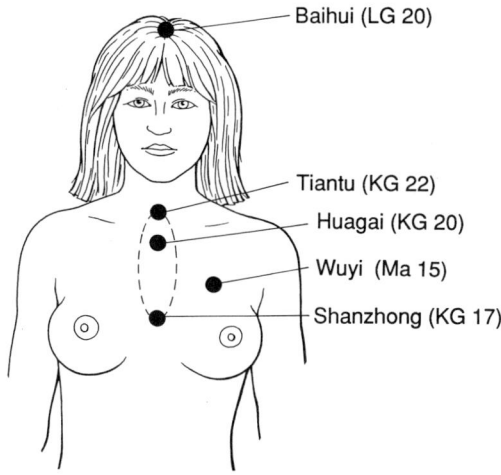

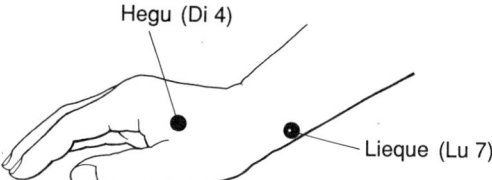

Abb. 33   Bronchitis

Bei der Nadelung von Tiantu die Nadel besser nicht in klassischer Weise in den gefährlichen aortenbogennahen retrosternalen Raum vorschieben. (Lebensgefahr!)

Kopfschmerzen. Therapiepunkte sind in *Abb. 34* dargestellt.

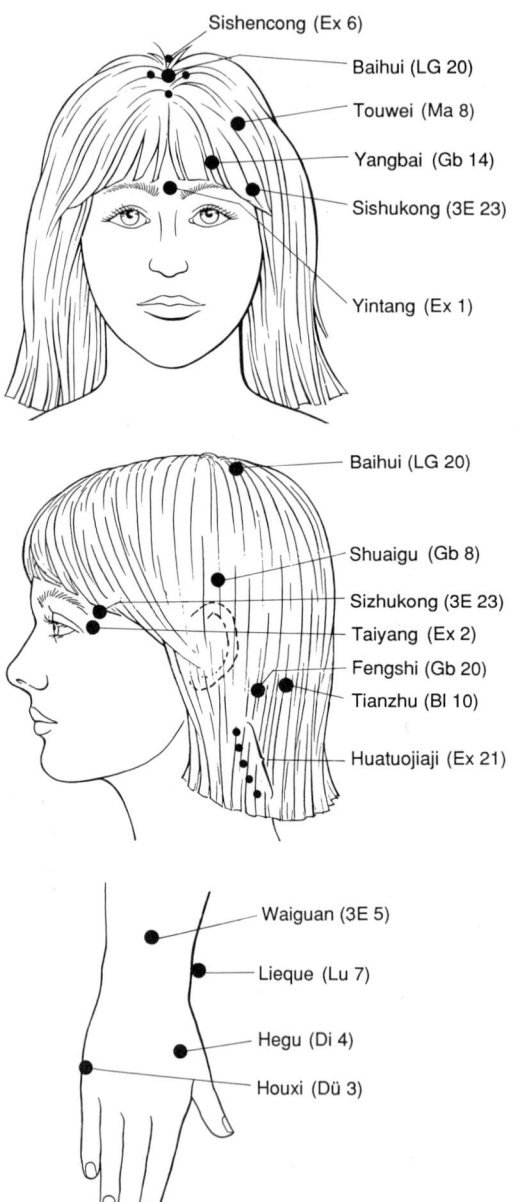

Sishencong (Ex 6)

Baihui (LG 20)

Touwei (Ma 8)

Yangbai (Gb 14)

Sishukong (3E 23)

Yintang (Ex 1)

Baihui (LG 20)

Shuaigu (Gb 8)

Sizhukong (3E 23)

Taiyang (Ex 2)

Fengshi (Gb 20)

Tianzhu (Bl 10)

Huatuojiaji (Ex 21)

Waiguan (3E 5)

Lieque (Lu 7)

Hegu (Di 4)

Houxi (Dü 3)

Abb. 34   Kopfschmerzen

▷ *Lokale Punkte,* abhängig vom Ausbreitungsmuster des Schmerzes
  Yintang (Ex 1)
  Yangbai (Gb 14)
  Touwei (Ma 8)
  Sizhukong (3E 23)
  Shuaigu (Gb 8)
  Taiyang (Ex 2)
  Baihui (LG 20)
  Sishencong (Ex 6)
  Fengshi (Gb 20)
  Tianzhu (Bl 10)
  Huatuojiaji der HWS (Ex 21)
▷ *Fernpunkte* (zusätzlich)
  Houxi (Dü 3, bes. bei Okzipital – Kopfschmerz)
  Lièque (Lu 7, bes. bei frontalem Kopfschmerz)
  Waiguan (3E 5, bes. bei Schläfen-Kopfschmerz)
▷ *Spezifische Punkte*
  Baihui (LG 20, Hauptsedativpunkt)
  Hegu (Di 4, Hauptanalgesiepunkt, eine kurze manuelle Stimulation bewirkt
  oft ein schnelles Abklingen der Beschwerden)

Zahnschmerzen. Wichtige Therapiepunkte sind in *Abb. 35* dargestellt.

▷ *Regionale Punkte*
  Quanliao (Dü 18)
  Juliao (Ma 3)
  Xiaguan (Ma 7)
  Daying (Ma 5)
  Jiache (Ma 6)
  Jiachenjiang (Ex. 6)
▷ *Fernpunkte*
  Houxi (Dü 3) oder
  Neiting (Ma 44)
▷ *Spezifische Punkte*
  Hegu (Di 4)
  Baihui (LG 20)

Halsschmerzen. Therapiepunkte sind in *Abb. 36* dargestellt.

▷ *Lokale Punkte*
  Hals-Futu (Di 18)
  Tianrong (Dü 17)
  Renying (Ma 9) oder
  Tiantu (KG 22)
▷ *Fernpunkte*
  Shaoshang (Lu 11)
  Yuanzhong (Gb 39)

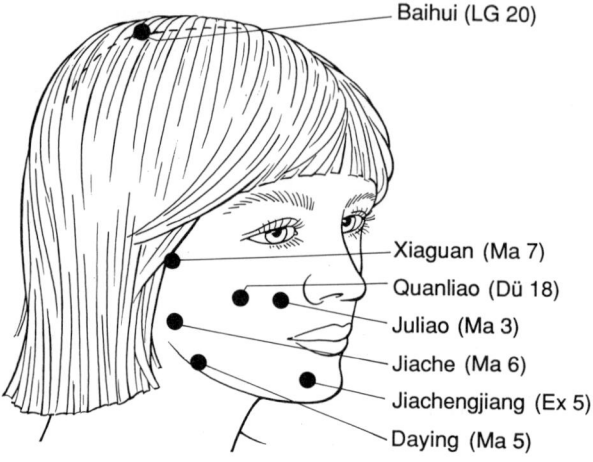

Baihui (LG 20)

Xiaguan (Ma 7)
Quanliao (Dü 18)
Juliao (Ma 3)
Jiache (Ma 6)
Jiachengjiang (Ex 5)
Daying (Ma 5)

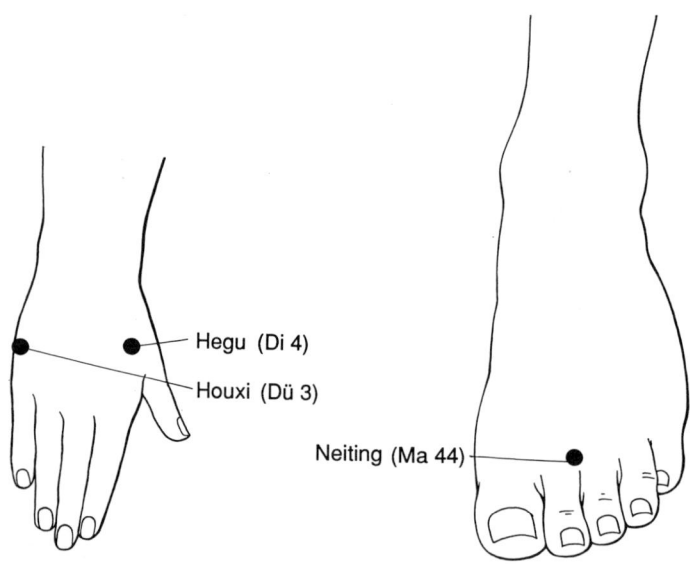

Hegu (Di 4)
Houxi (Dü 3)

Neiting (Ma 44)

Abb. 35   Zahnschmerzen

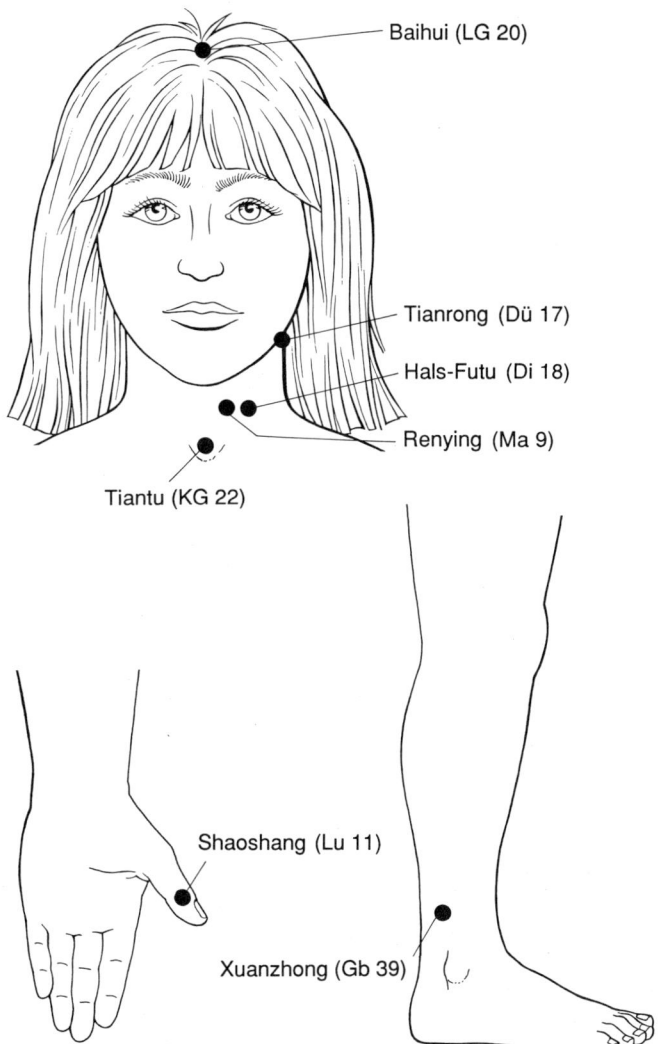

Baihui (LG 20)

Tianrong (Dü 17)

Hals-Futu (Di 18)

Renying (Ma 9)

Tiantu (KG 22)

Shaoshang (Lu 11)

Xuanzhong (Gb 39)

Abb. 36   Halsschmerzen

Lumbalgie. Therapiepunkte sind in *Abb. 37* dargestellt.
▷ *Lokale und regionale Punkte*
  Huantiao (Gb 30)
  Huatuojiaji (Ex 21, paralumbal)
  Ciliao (Bl 32)
▷ *Fernpunkte*
  Houxi (Dü 3,)

Weizhong (Bl 40) oder
Yanglingquan (Gb 34)
▷ *Schmerzpunkte* (zusätzlich)
Hegu (Di 4)
Neiting (Ma 44)

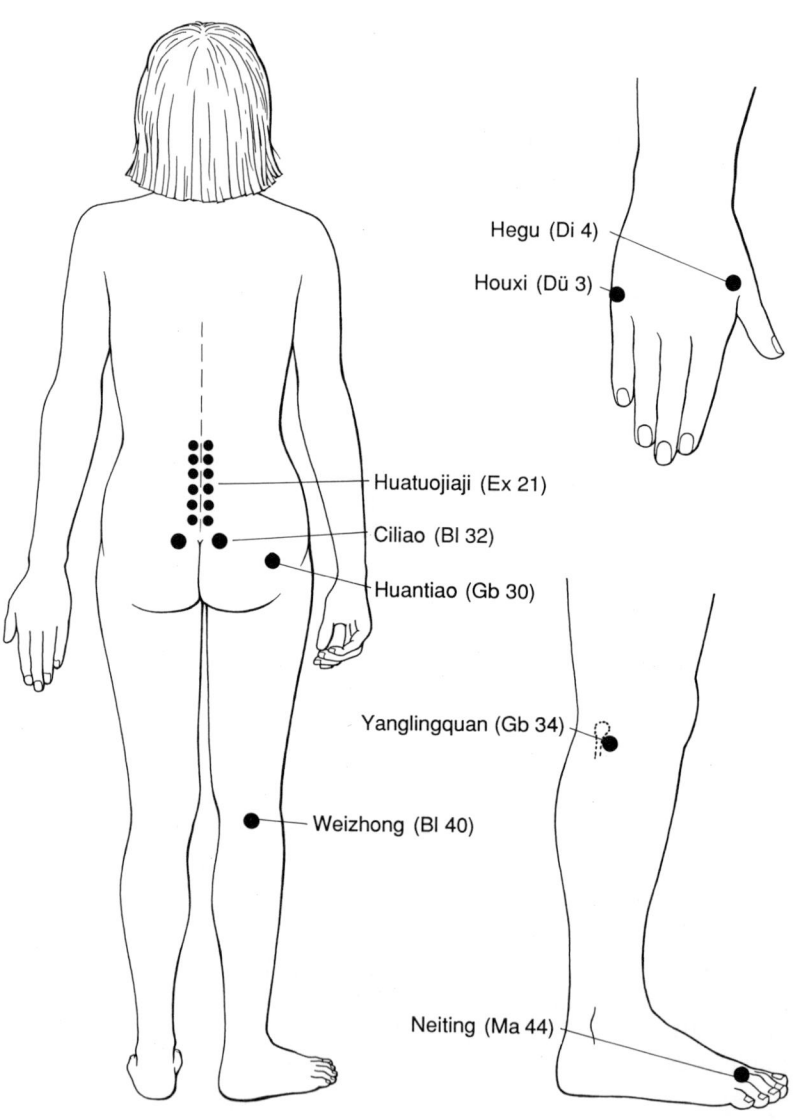

Hegu (Di 4)
Houxi (Dü 3)
Huatuojiaji (Ex 21)
Ciliao (Bl 32)
Huantiao (Gb 30)
Yanglingquan (Gb 34)
Weizhong (Bl 40)
Neiting (Ma 44)

Abb. 37   Lumbalgien

In ähnlicher Weise läßt sich dieses Behandlungssystem unschwer auf viele weitere Beschwerdebilder anwenden, die uns im klinischen Alltag häufiger begegnen, sofern es sich ausschließlich oder vorwiegend um funktionelle Beschwerden handelt und die entsprechenden Voraussetzungen erfüllt sind. Die genannten Beispiele mögen im Rahmen dieser Darstellung genügen.

Es ist reizvoll, den fachspezifischen Einsatz der Akupunktur auch in anderen Disziplinen von Vertretern der einzelnen Fächer kennenzulernen, wie dies im Rahmen dieser Buchreihe vorgesehen ist. Auch wenn die grundlegenden Prinzipien der so verstandenen Akupunktur für den medizinisch Ausgebildeten recht einfacher Natur sind und keine grundsätzlichen Schwierigkeiten bereiten, läßt sich in der praktischen Anwendung durch Engagement und Einfühlungsvermögen ein hohes Maß an Virtuosität im Gebrauch dieses therapeutischen Instruments erlangen.

Auf eine Darstellung der *Akupunktur zur geburtshilflichen und gynäkologischen Anästhesie,* einem eigenen großen Fachbereich, wurde in diesem Buch bewußt verzichtet. Es liegen zahlreiche interessante Erfahrungen über den Einsatz der Akupunktur als Analgesiemethode zur Durchführung eines Kaiserschnitts oder bei den verschiedenen gynäkologischen Operationen vor, sowohl als alleiniges Verfahren (*Jayasuriya* 1979) als auch in Kombination mit westlichen Anästhesiemethoden, etwa im Sinne der Elektrostimulationsanalgesie von *Herget* (1983) oder in Verbindung mit anderen Varianten einer »Low-dose-Anästhesie«, wie dies auch von *Martin* (1983) und *Richter* (1983) erfolgreich demonstriert werden konnte. Die Darstellung dieser sehr komplexen Materie soll deshalb einem auf diesem Gebiet speziell erfahrenen Anästhesisten vorbehalten bleiben.

Anhang

Nachwort

Bei aller Sympathie und Bewunderung, die das jahrtausendealte Behandlungskonzept der chinesischen Medizin inzwischen auch bei uns im Westen vor allem bei Patienten und gesundheitsbewußten Laien gewinnen konnte, stieß die traditionelle Akupunkturlehre bis heute immer wieder auf heftige Kritik, wenn nicht gar Ablehnung von seiten unserer offiziellen medizinischen Einrichtungen. An den Universitäten fristet sie meistens ein bestenfalls hier und da freundlich geduldetes Schattendasein, in Form von Kursen für eine kleine, interessierte Studentengemeinde. Vereinzelt kommt es zur Organisation gut geplanter klinischer Forschungsgruppen, denen es aber an Kontinuität und langfristiger Planung fehlt, da auf diesem Gebiet engagierten Wissenschaftlern Habilitation und Übernahme in Lebensstellungen in der Regel verwehrt bleiben.

Die Bundesärztekammer kann sich trotz Empfehlung des wissenschaftlichen Beirats nicht dazu entschließen, die Akupunktur in die Liste der empfohlenen Therapieverfahren aufzunehmen. Dies hat zur Folge, daß die Krankenkassen im allgemeinen die Kostenübernahme für eine Akupunkturbehandlung ablehnen. Nur in bestimmten Fällen sind einige Kassen auf besonderen Antrag zur Kostenübernahme bereit. Die Verpflichtung gegenüber der seit 1911 gültigen Reichsversicherungsordnung führt aber dazu, daß die Akupunktur in den teureren und weniger sozialen privatärztlichen Sektor oder in den paramedizinischen Bereich von schlecht ausgebildeten Heilpraktikern abgedrängt wird.

Es gibt eine Reihe von guten Gründen, weshalb es der westlichen Medizin schwerfällt, diese über Jahrtausende bewährte Heilmethode so ohne weiteres in den Schatz der bei uns etablierten Behandlungsmethoden aufzunehmen. Zum einen erscheint uns das Lehrgebäude der traditionellen chinesischen Heilkunde im Licht der modernen Medizin nicht mehr vertretbar. Das gesamte Konzept verdient bestenfalls unsern Respekt in einer Weise, wie wir auch andere Naturphilosophien und medizinische Auffassungen vergangener Jahrhunderte respektieren, etwa die Fünf-Elementen-Lehre des *Aristoteles,* die jener der Chinesen sehr ähnlich ist, oder die ehemals über Jahrhunderte praktizierte »hippokratische Sukkussion« als Mittel der Geburtserleichterung[1].

[1] Die Sukkussion nach *Hippokrates* bestand darin, daß die Gebärende in vertikaler Lage auf dem Bett oder einem bettähnlichen Brett festgebunden wurde und von zwei starken Männern, einem auf jeder Seite, während der Wehe hochgehoben und dann wieder fallen gelassen wurde. Ein Reisigbündel schwächte dabei den Aufprall auf den Boden etwas ab. Die Methode galt bei jeder Geburt als indiziert, die sich zu sehr in die Länge zog.

In der mühevollen, aber außerordentlich erfolgreichen Geschichte der abendländischen Medizin hat es sich als unverzichtbar erwiesen, daß sich hier unser therapeutisches Handeln weniger an schönen Philosophien über die Natur als vielmehr an fundierten anatomischen, physiologischen, psychologischen und sozialmedizinischen Kenntnissen ausrichtet. Angesichts der Fülle der heute angesammelten wissenschaftlichen Daten über die verschiedensten Aspekte der menschlichen Gesundheit erscheint das alte chinesische Weltbild in unzulässiger Weise simplifiziert. Dies wird übrigens auch von wissenschaftlich ausgebildeten Ärzten im heutigen China so empfunden. Traditionelle und moderne Medizin werden dort in den großen Kliniken oft zwar unter einem Dach, aber doch von getrennten Abteilungen praktiziert, wobei die »modernen« westlich ausgebildeten Ärzte ihre Geringschätzung für die traditionellen Behandlungsmethoden kaum verhehlen. Das konfuzianische Verständnis, nach dem die Autorität des Lehrers oder der Wahrheitsgehalt der alten Lehren nie grundsätzlich in Frage gestellt werden darf, verträgt sich nicht mit dem modernen Verständnis wissenschaftlicher Wahrheitsfindung.

Eine der Voraussetzungen, von der die Integration der Akupunktur in unsere westlichen Behandlungskonzepte abhängt, ist also eine grundsätzliche Neuinterpretation des traditionellen Wissens unter Berücksichtigung neuerer und neuester Erkenntnisse. Bemühungen dieser Art setzten zwar in den letzten Jahrzehnten auf den verschiedensten Einzelgebieten ein, konnten aber bisher noch nicht zu einem ganzheitlichen Konzept zusammengefügt werden. Ein Versuch in diese Richtung wurde deshalb in diesem Buch den praktischen Ausführungen vorangestellt (*S. 46 ff*)

Ein weiterer, nicht zu unterschätzender Vorwurf gegen die Akupunktur besteht in dem Hinweis, daß es sich hier um eine invasive, also verletzende Methode handelt, mit allen damit verbundenen Risiken, und daß dies für eine wissenschaftlich so schlecht begründete Behandlungsmaßnahme einfach nicht gerechtfertigt sei. Mit jedem invasiven Verfahren sind grundsätzlich Gefahren für den Patienten verbunden, was im Extremfall auch in Deutschland schon das Leben von Patienten gekostet hat, z. B. durch Verursachung eines beiderseitigen Pneumothorax (durch beiderseits tief gestochene interkostal gelegene Punkte durch einen Heilpraktiker; der Fall ging durch die Weltpresse). Oberster Grundsatz jeder heilkundlichen Bestätigung ist jedoch stets die Forderung des Hippokrates: »Nil nocere!«, also »Niemals Schaden zufügen!«

Diesem Vorwurf kann nur begegnet werden, indem wir die Akupunktur (die ja nur mikro-invasiv ist) in einer Weise praktizieren, daß das mit ihr verbundene Behandlungsrisiko durch gewissenhafteste Befolgung aller Regeln des *westlichen* Sicherheitsstandards auf ein Minimum reduziert wird. Deshalb wurde in diesem Buch auf die Gefahren einer Akupunkturbehandlung und die notwendigen Sicherheitsregeln zur Vermeidung dieser Gefahren besonders ausführlich eingegangen.

Schließlich steht ein weiteres Hindernis der Eingliederung dieser asiatischen Therapiekunst in unser westliches Gesundheitssystem im Wege: der Mangel an einwandfreien kontrollierten Studien mit dem Nachweis ihrer Effizienz.

Viele Studien mit günstigen Behandlungserfolgen erweisen sich bei kritischer Prüfung als methodisch unzulänglich und sind deshalb von geringerem Wert. Andere Studien mit bewundernswerter methodischer Präzision können den erhofften Behandlungserfolg oftmals nicht erbringen, da über alle wissenschaftliche Sachlichkeit die hochsensible, interpersonale Psychodynamik zu wenig beachtet wurde.

Beispiel hierfür ist die bereits erwähnte Veröffentlichung von *Bischoff* (1982), der am Beispiel Geburtserleichterung durch Akupunktur dieses Dilemma in der einschlägigen Literatur ausführlich darstellt und bei einer eigenen klinischen Studie aufgrund mangelnder Behandlungserfolge kapitulierte. Grund für die Schwierigkeit, den mit Recht verlangten Erfolgsnachweis im Rahmen streng kontrollierter, randomisierter Studien zu dokumentieren, liegt in der psycho-physiologischen Doppelnatur des Akupunktureffektes. Jeder erfahrene Akupunkteur weiß, daß die Erfolgsquote bei Beachtung aller Voraussetzungen für Arzt und Patient oft so beeindruckend ist, daß die Notwendigkeit sorgfältig kontrollierter Studien leicht vernachlässigt wird.

Am Rande sei erwähnt, daß auch aus weltanschaulicher Sicht zum Teil heftige Kritik gegenüber dem Konzept der Akupunktur geübt wurde. Verschiedene christliche Autoren haben auch in jüngster Zeit nachzuweisen versucht, daß der Akupunktur ein magisches, mit dem christlichen Glauben nicht zu vereinbarendes Weltbild zu Grunde liege (*Heide* 1987; *König* 1987). Kulturhistorisch liegen die Wurzeln der traditionellen chinesischen Heilkunde sicher in einem von Magie und Dämonenglauben bestimmten Weltbild, doch gerade diese Sichtweise wurde von den Begründern der klassischen Akupunkturlehre bewußt zugunsten einer objektiveren, rationalen Weltbetrachtung entschieden verlassen, wie der Sinologe *Unschuld* nachwies (1980). Gleichzeitig ist es überraschend und wurde bisher noch viel zu wenig gewürdigt, wieviel verborgenes christliches Wissen in der geistigen Tradition dieses alten Kulturvolkes bei gründlicher Analyse zu finden ist (*Küng u. Ching* 1988). Es ist längst an der Zeit, auch weltanschaulich mit China in einen Dialog des gegenseitigen Respekts einzutreten, in dem christlicher Hochmut völlig fehl am Platze ist.

Wenn man sich hier im Westen kritisch mit der Akupunktur auseinandersetzt – und wir halten dies für erforderlich –, sollte diese Kritik aber auch konstruktiv sein: Sie muß eine Würdigung der offensichtlichen Vorzüge dieser Behandlungsmethode einschließen und darüberhinaus auch zur Selbstkritik bereit sein.

Die offensichtlichen *Vorzüge* dieser Methode, wie sie sich in der täglichen Praxis präsentieren, sind nicht gering: In geeigneten Fällen ist der erzielbare therapeutische Effekt oft ganz erstaunlich, gerade auch, was die Schnelligkeit des Wirkungseintritts anbelangt. Dieser ist zusätzlich nicht selten mit einem erfreulichen stabilisierenden Effekt über die eigentliche Wirkungszeit hinaus verbunden, wie er der westlichen Medizin im allgemeinen fremd ist. Der methodische Aufwand erscheint demgegenüber außerordentlich gering – sieht man einmal von den finanziellen Aufwendungen der Patienten ab, solange die Akupunktur vorwiegend in privatärztlicher Hand ist.

Hinzu kommt, daß die Akupunktur mit Recht zu den »sanften Behandlungsmethoden« zu rechnen ist, da es sich im Grunde um eine Stimulationsmethode
handelt, die den Körper lediglich dazu veranlaßt, die jeweils notwendigen
Korrekturen mit den ihm zur Verfügung stehenden eigenen Mittel der neuro-
endokrinen Steuerung selber herbeizuführen. So ist die Akupunktur bei
kunstgerechter Anwendung frei von unerwünschten Nebenwirkungen und
kann darüber hinaus sogar von erwünschten Nebnwirkungen begleitet sein.
Nicht selten wird nachträglich von Patienten berichtet, daß nach einer Akupunkturbehandlung auch andere Symptome verschwunden sind, die zuvor
dem Arzt gegenüber nicht eigens erwähnt wurden, wie z. B. Schlaflosigkeit
oder Kopfschmerzanfälle. Diese Unbedenklichkeit ist mit ein Grund, weshalb
gerade in Geburtshilfe und Frauenheilkunde die Akupunktur ein so wertvolles zusätzliches therapeutisches Instrument darstellt.
Wenn wir vor diesem Hintergrund unsere eigene westliche Medizin kritisch
beleuchten, so zeichnet sich diese auf vielen Gebieten durch eine sehr hohe
Effektivität aus. Bei vielen kleinen, eher alltäglichen Problemen hingegen ist
ihr Einsatz oftmals unbefriedigend. Demgegenüber ist unser medizinischer
Aufwand in jeder Beziehung enorm. In der Bundesrepublik werden gegenwärtig im Jahr rund 1000 Tonnen allein an Schmerzmitteln eingenommen, wie
kürzlich vom Allensbacher Meinungsforschungs-Institut ermittelt wurde
(1988). Der Aufwand für unsere gesundheitliche Versorgung nähert sich einer
Grenze, die volkswirtschaftlich kaum mehr zu verkraften ist. In dieser gesund-
heitspolitischen Landschaft sollte die Nutzung einer sanften, nicht aufwen-
digen und grundsätzlich preiswerten Behandlungsmethode in hohem Maße
willkommen sein.

Zusammenfassend läßt sich sagen, daß die Akupunktur eine der ältesten Therapieformen überhaupt ist, die in kontinuierlicher Tradition bis heute noch
praktiziert wird. Das ihr ursprünglich zugrundegelegte Verständnismodell
war seinerzeit außerordentlich fortschrittlich, stellte es doch bereits eine Art
kybernetisches Gesamtmodell der damals bekannten Welt dar, in dem alle
Teile und Kräfte des Mikrokosmos in unserem Innern und des Makrokosmos
um uns herum miteinander in vielfältiger, dynamischer Wechselwirkung
gesehen und berücksichtigt wurden.
Auch heute erweist sich der typische Therapieansatz der Akupunktur als
überaus fruchtbar, wenn sich auch die Interpretation ihrer Wirkungsweise auf
dem Boden des heute verfügbaren Wissens gewandelt hat und ihr Einsatz in
Verbindung mit moderneren Therapiemöglichkeiten vorwiegend auf die
Behandlung funktioneller Beschwerden reduziert werden muß. Die Methode
ist für den medizinisch Ausgebildeten leicht zu erlernen und obendrein außerordentlich preiswert, zumindest was den tatsächlichen Kostenaufwand anbelangt, sie ist bei Beachtung der Regeln unschädlich und nebenwirkungsfrei,
und bei richtiger Indikationsstellung ausgesprochen effektiv. All dies trägt
dazu bei, daß sie sehr wohl in ein modernes, ganzheitlich orientiertes Behandlungskonzept integriert werden kann. Bei verantwortlichem, an den Regeln
der medizinischen Wissenschaft orientiertem Einsatz verliert die Akupunktur

zudem den Charakter einer Außenseitermethode, der ihr bis heute immer noch anhaftet, mit den daraus resultierenden negativen Folgen: der Rechtsunsicherheit bei der Anwendung einer wissenschaftlich nicht allgemein anerkannten Behandlungsmethode und der mangelnden Bereitschaft der Krankenkassen, die anfallenden Behandlungskosten zu übernehmen.

Gerade im Bereich von Geburtshilfe und Frauenheilkunde ergeben sich für die Akupunktur vielfältige Anwendungsmöglichkeiten, bei denen sie sich als eine echte Bereicherung der therapeutischen Möglichkeiten von Arzt und Hebamme erwiesen hat.

Lokalisation der verwendeten traditionellen chinesischen Punktenamen

Lungen-Meridian

Lu 7	(Lieque)	1,5 Cun proximal des Handgelenks an der radialen Seite des Unterarms
Lu 9	(Taiyuan)	an der Handbeugefalte 1,5 Cun proximal des Handgelenks an der A. radialis
Lu 11	(Shaoshang)	am radialen Nagelwinkel des Daumens, 0,1 Cun proximal desselben

Dickdarm-Meridian

Di 4	(Hegu)	an der höchsten Stelle des M. adductor pollicis, wenn der Daumen dem Zeigefinger anliegt; oder: in der Mitte der Verbindungslinie zwischen der Mitte des 1. und 2. Mittelhandknochens; oder: am radialen Rand des 2. Mittelhandknochens an dessen Mitte (es gibt also zwei verschiedene »Di. 4«, letztgenannte Lokalisation wird in der Akupunkturanästhesie bevorzugt)
Di 10	(Shousanli)	am Unterarm, 2 Cun distal von Di. 11 (Quchi)
Di 11	(Quchi)	am Ende der lateralen Beugefalte des Ellbogens bei rechtwinklig angebeugtem Unterarm
Di 18	(Hals-Futu)	3 Cun lateral von der Spitze des Schildknorpels
Di 20	(Yingxiang)	zwischen Nasenflügel und Nasolabialfalte

Magen-Meridian

Ma 3	(Juliao)	in Höhe des Nasenflügelunterrandes, auf der Mediopupillarlinie
Ma 5	(Daying)	am tiefsten Punkt des Massetervorderrandes
Ma 6	(Jiache)	am höchsten Punkt des Masseter bei geschlossenem Kiefer
Ma 7	(Xiaguan)	in einer Vertiefung am Unterrand des Jochbeinbogens, senkrecht unter Ma. 8 (Touwei)
Ma 8	(Touwei)	0,5 Cun lateral des Winkels der frontalen Haarlinie, 5 Cun (andere Quellen: 4,5 Cun) seitlich der Medianlinie und 3 Cun oberhalb der Augenbrauen
Ma 9	(Renying)	1,5 Cun lateral der höchsten Erhebung des Schildknorpels, am vorderen Rand des M. sternocleidomastoideus
Ma 15	(Wuyi)	über dem 2. Interkostalraum, 4 Cun lateral der vorderen Median-Linie, auf der Mamillarlinie
Ma 18	(Rugen)	über dem 5. Interkostalraum, etwa an der unteren Brustfalte, 4 Cun lateral der vorderen Medianlinie, auf der Mamillarlinie
Ma 25	(Tianshu)	2 Cun lateral des Nabels
Ma 26	(Wailing)	1 Cun unterhalb des Nabels und 2 Cun lateral der Mittellinie
Ma 27	(Daju)	1 Cun unterhalb von Ma. 26 (Wailing)
Ma 28	(Shuidao)	1 Cun unterhalb von Ma. 27 (Daju)
Ma 29	(Guilai)	4 Cun senkrecht unterhalb von Ma. 25, oder 2 Cun lateral von Zhongji, KG 3, also 1 Cun oberhalb der Symphysenoberkante
Ma 30	(Qichong)	1 Cun unterhalb von Ma. 29 (Guilai)
Ma 36	(Zusanli)	eine Fingerbreite lateral des Unterrandes der Tuberositas tibiae
Ma 44	(Neiting)	0,5 Cun proximal der Interdigitalfalte zwischen dem 2. und 3. Os metatarsale

Milz-Pankreas-Meridian

MP 6	(Sanyinjiao)	auf der Innenseite des Unterschenkels, 3 Cun (4 Querfinger) oberhalb des Innenknöchels, an der dorsalen Tibiakante
MP 8	(Diji)	3 Cun (4 Querfinger) unterhalb des me-

		dialen Kondylus der Tibia, an der dorsalen Tibiakante
MP 10	(Xuehai)	der höchste Punkt auf dem M. vastus medialis, 2 Cun proximal vom medialen Endpunkt der Patella-Oberkante

Herz-Meridian

He 7	(Shenmen)	auf der Beugeseite des Handgelenkes, radial von der Sehne des M. flexor carpi ulnaris

Dünndarm-Meridian

Dü 3	(Houchi)	proximal vom Grundgelenk des kleinen Fingers, bei geschlossener Faust am ulnaren Ende der Mittelhand-Querfalte
Dü 17	(Tianrong)	dorsal vom Kiefernwinkel, vor dem M. sternocleidomastoideus
Dü 18	(Quanliao)	am Unterrand des Arcus zygomaticus, senkrecht unterhalb des lateralen Augenwinkels

Blasen-Meridian

Bl 10	(Tianzhu)	im Okzipitalbereich in einer deutlich tastbaren Grube lateral vom Ursprung des M. trapezius (1.3 Cun lateral von der Medianlinie und 0.5 Cun oberhalb des Haaransatzes)
Bl 11	(Dashu)	1.5 Cun lateral vom unteren Rand des Dornfortsatzes des 1. Brustwirbels, Th 1
Bl 17	(Geshu)	1.5 Cun lateral vom unteren Rand des Dornfortsatzes des 7. Brustwirbels, Th 7
Bl 25	(Dachangshu)	1.5 Cun lateral vom Unterrand der 4. Lendenwirbel-Dornfortsatzspitze
Bl 32	(Ciliao)	über dem 2. Foramen sacrale
Bl 40	(Weizhong)	auf der Mitte der Beugefalte des Kniegelenks
Bl 62	(Shenmai)	0,5 Cun unterhalb des Innenknöchels
Bl 67	(Zhiyin)	0,1 Cun proximal des lateralen Nagelwinkels der kleinen Zehe

Nieren-Meridian

Ni 3	(Taixi)	auf Höhe des Innenknöchels, in der Mitte zwischen dem prominentesten Punkt des Innenknöchels und dem Hinterrand der Achillessehne
Ni 5	(Shuiquan)	1 Cun senkrecht unterhalb von Ni. 3
Ni 16	(Huangshu)	0.5 Cun seitlich vom Nabel

Perikard-Meridian

Pe 6	(Neiguan)	2 Cun (2,5 Fingerbreite) proximal von der Mitte der Handbeugefalte zwischen den Sehnen der Mm. palmaris longus und flexor carpi radialis
Pe 7	(Daling)	auf der Mitte der proximalen Handgelenks-Beugefalte, zwischen den Sehnen der Mm. palmaris longus und flexor carpi radialis

Dreifacher Erwärmer

3E 5	(Waiguan)	2 Cun (2,5 Fingerbreite) proximal der dorsalen Handgelenksfalte, zwischen Radius und Ulna
3E 6	(Zhigou)	3 Cun (4 Querfinger) proximal der dorsalen Handgelenksfalte, zwischen Radius und Ulna
3E 17	(Yifeng)	am höchsten Punkt der Vertiefung hinter Ohrläppchen, zwischen dem Kieferwinkel und dem Ansatz des Proc. mastoideus
3E 20	(Jiaosun)	bei nach vorn geklappter Ohrmuschel genau oberhalb der Ohrspitze, auf dem Os temporale
3E 23	(Sizhukong)	in der kleinen Vertiefung am lateralen Ende der Augenbraue

Gallenblasen-Meridian

Gb 8	(Shuaigu)	direkt über dem höchsten Punkt der Ohrmuschel, 1,5 Cun oberhalb der Haaransatzlinie
Gb 14	(Yangbai)	auf der Stirn, 1 Cun oberhalb der Mitte der Augenbraue

Gb 20	(Fengchi)	an der medialen Basis des Pr. mastoideus, zwischen den Ursprüngen der Mm. sternocleidomastoideus und trapezius
Gb 21	(Jianjing)	an der höchsten Stelle der Schulter, auf der Medioklavikularlinie
Gb 26	(Daimai)	Mitte zwischen dem freien Ende der 11. und 12. Rippe, in Höhe des Nabels
Gb 30	(Huantiao)	auf der Verbindungslinie zwischen Trochanter major und Hiatus sacralis, an der Grenze zwischen dem mittleren und dem äußeren Drittel dieser Strecke
Gb 34	(Yanglingquan)	am vorderen, unteren Rand des Fibulaköpfchens
Gb 39	(Xuanzhong)	3 Cun (4 Querfinger) proximal des Außenknöchels, an der hinteren Kante der Fibula
Gb 41	(Fuß-Linqi)	in einer kleinen Vertiefung unmittelbar distal der Basis des 4. und 5. Os metatarsale

Leber-Meridian

| Le 3 | (Taichong) | 2 Cun proximal der Interdigitalfalte zwischen der 1. und 2. Zehe |

Konzeptionsgefäß

KG 1	(Huiyin)	in der Mitte des Dammes
KG 2	(Qugu)	in der Mittellinie, direkt über dem Symphysenoberrand
KG 3	(Zhongji)	1 Cun oberhalb von KG 2
KG 4	(Guanyuan)	1 Cun oberhalb KG 3
KG 8	(Shenque)	im Zentrum des Bauchnabels
KG 12	(Zhongji)	über dem Epigastrium, in der Mitte zwischen Nabel und Xyphoidspitze bzw. 4 Cun oberhalb des Nabels (es lassen sich also zwei verschiedene KG 12 ermitteln, ähnlich wie bei Di 4)
KG 17	(Shanzhong)	über der Sternum-Mitte, auf der Höhe des 4. Interkostalraumes (etwa Mamillenhöhe)
KG 20	(Hugai)	an der Grenze zwischen Manubrium und Corpus sterni (tastbare Stufe), auf der Medianlinie, in Höhe des Ansatzes der 2. Rippe

| KG 22 | (Tiantu) | über dem Jugulum, dem Grübchen am oberen Rand des Brustbeins (nicht tief stechen, wegen der Gefahr innerer Verletzungen!) |
| KG 24 | (Chengjiang) | in dem Grübchen auf der Mitte zwischen Unterlippe und Kinnspitze |

Lenkergefäß

LG 4	(Mingmen)	zwischen den Dornfortsätzen von L 2 und L 3 (Punktionstelle für die geburtshilfliche Peridural-Anästhesie, eine »westliche Variante« der Akupunktur)
LG 6	(Jizhong)	unterhalb des Dornfortsatzes von Th 11
LG 14	(Dazhui)	unterhalb des Dornfortsatzes des Vertebra prominens, C 7
LG 20	(Baihui)	in der Verlängerung der Verbindungslinie vom tiefsten zum höchsten Punkt der Ohrmuschel, auf der Medianlinie des Kopfes, 7 Cun oberhalb der Nackenhaargrenze, 5 Cun dorsal der Stirnhaargrenze
LG 26	(Renzhong)	auf der Medianlinie an der Grenze zwischen dem mittleren und oberen Drittel des Philtrums (der Strecke zwischen Oberlippe und Nasenbasis)

Extrapunkte

Ex 1	(Yintang)	zwischen den Augenbrauen, auf der Mittellinie, über der Nasenwurzel
Ex 2	(Taiyang)	in Verlängerung der Augenbraue und des Unterlides nach lateral, am Schnittpunkt der 2 Linien, am lateralen Orbitarand
Ex 5	(Jiachengjiang)	1 Cun laleral von Chengjiang, (KG 24) über dem Foramen mentale
Ex 6	(Sishencong)	4 Punkte, jeweils 1 Cun vor, hinter, rechts und links von Baihui (LG 20)
Ex 7	(Yiming)	auf der Mitte der Verbindungslinie zwischen Yifeng (3E 17) und Fengchi (Gb 20)
Ex 8	(Anmian I)	in der Mitte zwischen Yifeng (3E 17) und Yiming (Ex 7)
Ex 9	(Anmian II)	in der Mitte zwischen Yiming (Ex 7) und Fengchi (Gb 20)
Ex 21	(Huatuo Jiaji)	Gruppe von 28 Punktepaaren, jeweils 0,5 Cun beiderseits neben dem unteren Rand

		der Dornfortsätze der Wirbelkörper C1 bis S4
U Ex	(Neima)	am hinteren Tibiarand, in der Mitte zwischen Innenknöchel und Kniegelenk (identisch mit dem Punkt Zhongdu, Le 6)
U Ex	(Weima)	auf gleicher Höhe wie Weima, aber 1 Fingerbreite lateral von der Schienbeinkante, auf dem Magenmeridian (8 Cun oberhalb des Außenknöchels)
Neu-Punkt 12 (nach *König u. Wancura*)	(Bitung)	am oberen Ende der Nasolabialfalte, in der Vertiefung unterhalb des Nasenbeins

Ohrpunkte

Nefenbi	(»*Endokrinium*«, Nr. **22**) am Boden der Incisura intertragica, in dessen ventraler Hälfte
Ruanchao	(»*Ovar*«, Nr. **23**) am Boden der Incisura intertragica, in dessen dorsaler Hälfte
Zhen	(»*Polster*«, »Occiput«, Nr. **29**) an der Außenseite des Antitragus, unterhalb der subantitragalen Falte, in deren dorsalem Anteil
Pixhixia	(»*Graue Substanz*«, Nr. **34**) im untersten Drittel des vorderen Antitragusschenkels, an dessen Innenseite
Diweizhui	(»*Kreuz- und Steißbein*«, Nr. **38**) auf der Antihelix
Ruxian	(»*Brustdrüse*«, Nr. **44**) zwei dicht nebeneinander liegende Punkte auf der Antihelix, in Höhe des Endpunktes des Crus helicis
Jiaogan	(»*Vegetativum*«, Nr. **51**) am Schnittpunkt des Crus inferius der Antihelix mit der Helix)
Shenmen	(Nr. **55**) im Winkel der beiden Schenkel der Antihelix, jedoch mehr an dem oberen Schenkel
Pengiang	(»*Beckenhöhle*«, Nr. **56**) genau im Teilungswinkel der beiden Schenkel der Antihelix
Zigong	(»*Uterus*«, Nr. **58**) in der Fossa triangularis, nahe der Helix
Uteruspunkt	nach *Nogier* (Ut. N.) auf der Innenseite der aufsteigenden Helix, gegenüber dem Punkt Jiaogan
Wai Sheng Zhigi	(»*Äußeres Genitale*«, Nr. **79**) am aufsteigenden Helixast, in Höhe des Crus inferius der Antihelix
Niaodao	(»*Urethra*«, Nr. **80**) unterhalb von Punkt Wai Sheng Zhigi auf dem aufsteigenden Helixast, in Höhe des unteren Randes des Crus inferius der Antihelix
Wei	(»*Magen*«, auch »Oralität«, Nr. **87**) am und um den Ausläufer des Helixfußes

Übersetzung der verwendeten chinesischen Punktenamen

Anmian I und II (Ex 8 und 9)	Ruhiger Schlaf
Baihiu (LG 20)	Hundert Zusammenkünfte
Bitung (Neu-P. 12)	Durchgängige Nase
Chengjiang (KG 23)	Brei empfangen
Ciliao (Bl 32)	Zweiter Knochenspalt
Dachanshu (Bl 25)	Transportpunkt zum Dickdarm
Daimai (Gb 26)	Gürtelgefäß
Daju (Ma 27)	Der Große
Daling (Pe 7)	Große Gruft
Dashu (Bl 11)	Großes Weberschiffchen
Daying (Ma 5)	Herzlich willkommen
Dazhui (LG 14)	Großer Wirbel
Diji (MP 8)	Kraft der Erde
Diweizhui (Ohrpunkt Nr. 38)	Kreuz- und Steißbein
Fengchi (Gb 20)	Windteich
Fuß-Linqi (Gb 41)	Die neun Tränen; Den Tränen nah
Geshu (Bl 17)	Transportpunkt zum Zwerchfell
Guanyuan (Bl 26)	Umschlossene Ursprungsenergie
Guilai (Ma 29)	Rückkehr (der Lebensenergie)
Hals-Futu (Di 18)	Unterstützung für den Abzug
Hegu (Di 4)	Angrenzende Täler (auch: Geschlossenes Tal)
Houxi (DÜ 3)	Hinterer Bach
Huagai (KG 20)	Glänzender Schild
Huangshu (Ni 16)	Transportpunkt zu den edlen Organen
Huantiao (Gb 30)	In den Kreis springen
Huatuo Jiaji (Ex 21)	Huatuos Einrahmung der Wirbelsäule [1]
Huiyin (KG 1)	Vereinigtes Yin
Jiache (Ma 6)	Wangenbeweger
Jia Chengjiang (Ex 5)	Neben Chengjiang (KG 24)
Jianjing (Gb 21)	Schulterbrunnen
Jiaoguan (Ohrpunkt Nr. 51)	Vegetativum
Jiaosun (3E 20)	Winkel der Regeneration
Jizhong (LG 6)	Mitte der Wirbelsäule
Juliao (Ma 3)	Großer Knochenspalt
Lieque (Lu 7)	Unterbrochene Sequenz
Mingmen (LG 4)	Lebenspforte
Nefenbi (Ohrpunkt Nr. 22)	Endokrinium
Neima (U Ex)	Mediale (mittlere) Anästhesie

[1] Nach dem berühmten Chirurgen Huatuo, (»Prächtiger Sohn«) der etwa 200 v. Chr. von seinem Kaiser wegen einer unliebsamen Diagnose geköpft wurde, was der Kaiser bald bereuen mußte.

Neiguan (Pe 6)   Innerer Paß
Niaodao (Ohrpunkt Nr. 80)   Urethra
Pizhixia (Ohrpunkt Nr. 34)   Graue Substanz
Pengiang (Ohrpunkt Nr. 56)   Beckenhöhle
Qichong (Ma 30)   Strömen von Lebensenergie
Quanliao (Dü 18)   Jochbeinrand
Quchi (Di 11)   Gebogener Graben
Renying (Ma 9)   Den Menschen willkommen heißen
Renzhong (LG 26)   Philtrum
Ruanchao (Ohrpunkt Nr. 23)   Ovar
Rugen (Ma 18)   Brustbasis
Ruxian (Ohrpunkt Nr. 44)   Brust
Sanyinjiao (MP 6)   Drei Yin treffen sich
Shanzhong (KG 17)   Brustkorbmitte
Shaoshang (Lu 11)   Kleiner Kaufmann, Kleiner 2. Ton
Shenmai (Bl 62)   Puls anzeigen
Shenmen (He 7 oder
    Ohrpunkt Nr. 55)   Tor des Geistes
Shenque (Kg 8)   Mitte des Bauchnabels
Shousanli (Di 10)   Drei Meilen der Hand
Shuaigu (Gb 8)   Zum Tal gleitend
Shuiquan (Ni 5)   Wasserquelle
Sishencong (Ex 6)   Vier geistige Weisen; Die vier Weisen
Sizhukong (3E 23)   Seidene Bambusöffnung
Taichong (Le 3)   Großer Impuls
Taiyang (Ex 2)   Schläfe
Taixi (Ni 3)   Großer Bach
Taiyuan (Lu 9)   Großer Abgrund
Tianrong (Dü 17)   Zustimmung des Himmels
Tianshu (Ma 25)   Himmelsachse
Tiantu (KG 22)   Himmelsvorsprung
Tianzhu (Bl 10)   Himmelssäule
Touwei (Ma 8)   Den Kopf stützen
Waiguan (3E 5)   Äußerer Paß
Wailing (Ma 26)   Äußerer Grabhügel
Wai Sheng Zhigi
    (Ohrpunkt Nr. 79)   Äußeres Genitale
Wei (Ohrpunkt Nr. 87)   Magen
Weima (U Ex)   Laterale (seitliche) Anästhesie
Weizhong (Bl 40)   Mitte der Biegung
Wuyi (Ma 15)   Abschirmung
Xiaguan (Ma 7)   Unterer Paß
Xuehai (MP 10)   Meer des Blutes
Xuanzhong (Gb 39)   Aufhängung der Glocke
Yaoshu (LG 2)   Transportpunkt zur Lende

Yangbai (Gb 14)	Weißer Yang
Yanglingquan (Gb 34)	Quelle am Yang-Grabhügel
Yifeng (3E 17)	Vorhang im Wind
Yiming (Ex 7)	Schützende Helligkeit
Yinlingquan (MP 9)	Quelle am Yin-Grabhügel
Yingxiang (Di 20)	Willkommner Duft
Yintang (Ex 1)	Stempelhalle
Zhangmen (Le 3)	Abschnittstor
Zhen (Ohrpunkt Nr. 29)	Polster, Occiput
Zhigou (3E 6)	Nebenrinne
Zhiyin (Bl 67)	Äußerstes Yin
Zhongji (KG 3)	Mitten zwischen den Polen
Zhongwan (KG 12)	Mitte der Magengrube
Zigong (Ohrpunkt Nr. 58)	Uterus
Zusanli (Ma 36)	Drei Meilen am Fuß

Einführung in die Aussprache der chinesischen Namen

Für die chinesische Bezeichnung der in diesem Buch erwähnten traditionellen Akupunkturpunkte wurde ausnahmslos die Umschrift des neuen Pinyin-Systems verwendet, das einer internationalen Standardisierung am nächsten kommt und 1979 von der chinesischen Regierung für verbindlich erklärt wurde. Es löste die ältere (englische) Wade-Giles-Umschrift ab, die teilweise noch in der älteren europäischen Akupunktur-Literatur verwendet wurde.

Von den zahlreichen Dialekten des riesigen chinesischen Sprachraums, dessen sprachliche Einheit lediglich durch die gemeinsame traditionelle Schriftsprache gewährleistet ist, hat sich eine Form des Beijing-Dialekts als »Amtssprache« durchgesetzt, wie sie von den höheren Regierungsbeamten gesprochen wurde. Dieses »Hochchinesisch« wird auch als »Mandarin« bezeichnet und stellt die Grundlage der Pinyin-Umschrift dar.

Da es sich hierbei um eine *internationale* Umschrift handelt, sind für deutsche Leser einige Besonderheiten in der Aussprache zu beachten.

Die Konsonanten. Ihre Aussprache ist ähnlich wie im Deutschen, mit Ausnahme von

c   ausgesprochen wie stimmloses *ts* in »zeigen«
     (Chang = Tsang)
q   ausgesprochen wie *tsch* in »Tschüs«
     (Qi = Tschi)

x   ausgesprochen wie *ch* in »ich«
        (Xin = Chin)

z   ausgesprochen wie stimmhaftes *ds*
        (Ze = Dse)

zh   ausgesprochen wie stimmhaftes *dsch* in »Dschungel«
        (Zhong = Dschong)

ch   ausgesprochen wie *tsch* in »Tscheche«
        (Chang = Tschang)

sh   ausgesprochen wie *sch* in »schaffen«
        (Shang = Schang)

y   ausgesprochen wie *j* in »jung«
        (Yin = Jin, Yang = Jang)

Die Vokale. Auch ihre Aussprache ist annähernd wie im Deutschen, bis auf folgende Ausnahmen:

e   wie ein offenes *o* zwischen *ö* und *e*
        (Hegu = Högu)

o   wie das deutsche *u*
        (Tong = Tung)

u   wie das deutsche *u*, in Verbindung mit den Konsonanten j, q, x und y
        aber wie *ü wie in* »*Tschüs*«
        (Xue = Chüe)

Bei manchen Wörtern, die durch dieselbe Buchstabenfolge in der Pinyin-Schrift dargestellt sind, handelt es sich tatsächlich um ganz verschiedene Wörter mit ganz unterschiedlicher Bedeutung, die der Europäer oft schwer unterscheiden kann. Dies liegt an einer Eigentümlichkeit der chinesischen Sprache, die ein weiteres Unterscheidungsmerkmal kennt: den Ton, mit dem das jeweilige Wort »gesungen« wird. Fünf Töne werden unterschieden, die durch Akzente symbolisiert werden: der gleichbleibende, der fallende, der ansteigende, der fallende und wieder ansteigende, und schließlich der neutrale Ton. Auf deren Darstellung wurde allerdings hier bewußt verzichtet.

Literatur

Bachmann, G.: Die Akupunktur – eine Ordnungstherapie, Bd. 1. Haug, Heidelberg 1980

Bannermann, R. H.: Akupunktur: Die Ansicht der WHO. Weltgesundheit. Magazin der Weltgesundheitsorganisation, Dez. (1979) 24-29

Beijing College of Traditional Chinese Medicine, Shanghai College of Traditional Chinese Medicine, Nanjing College of Traditional Chinese Medicine, The Acupuncture Institute of the Academy of Traditional Medicine (Hrsg.): Essentials of Chinese Acupuncture. Foreign Languages Press Beijing, 24 Baiwanzhuang Road, Beijing, V. R. China 1980 (autorisierte deutsche Übersetzung: siehe Wühr, E.) völlig neu überarbeitete Neuauflage: Chinese Acupuncture and Moxibustion, Beijing 1987

Bischoff, R.: Die Akupunktur als Mittel zur Schmerzlinderung sub partu, K. Haug, Heidelberg 1982

Buchheit, H. J.: Die vaginale Akupunktur. Phylogenetische und embryogenetische Grundlagen. Neurophysiologische und kulturhistorische Aspekte. Haug, Heidelberg 1985

Capra, F.: Der kosmische Reigen. Physik und östliche Mystik – ein zeitgenössisches Weltbild. Scherz, Bern – München – Wien 1980

Chasnoff, J.: Drug Use in Pregnancy: Mother and Child, MTP Press Limited, Kluwer Academic Publishers Group, Lancester, Boston, Dordrecht 1986

Deshen, E.: Standard Acupuncture Nomenclature. WHO Regional Publications, Manila 1984

Eyl, M.: Chinesische Akupunktur. Selbstverlag von Hans-Peter Baumann, Basel, und Michael Eyl, Zürich 1983

Fingerhut, I.: Einsatz der Akupunktur im Rahmen der Geburtsvorbereitung. (in Vorbereitung)

Flaws, B.: The Path of Pregnancy. Classical Chinese Medical Perspectives on Conception, Pregnancy, Delivery and Postpartum Care. Paradigm publications, 44 Linden Street, Brookline, Massachusetts 02146 1983

Gerhard, I., Postneek, F.: Möglichkeiten der Therapie durch Ohrakupunktur bei weiblicher Sterilität. Geburtshilfe und Frauenheilkunde 48 (1988) 165-171

Haak, H.: Yin und Yang. Bilder aus chinesischen Hochzeitsbüchern. Harenbergs Kommunikation, Dortmund 1984

Heide, M.: Irrwege des Heils. 4 Aufl. Schulte und Gerth, Asslar 1987

Heine H.: Funktionelle Morphologie der Akupunkturpunkte. Akupunktur – Theorie und Praxis 1(1988) 4-11

Huch, R., Huch, A.: Beckenendlage: Verblüffend – die indische Wende. Medical Tribune, Klinik-Ausgabe 19 (1986) 21-22

Herget, H. F.: Akupunktur-Analgesie. In: Allgemeine und spezielle Akupunktur. 35 Vorträge einer Ringvorlesung an der Medizinischen Fakultät der Ludwig-Maximilian-Universität München, hrsg. von M. Sonnabend. Mediscript, München 1983

Jayasuriya, A.: Clinical Acupuncture. Acupuncture Foundation of Sri Lanka, Colombo 1979

Kampik, G.: Propädeutik der Akupunktur. Hippokrates, Stuttgart 1988

Kellner, G.: Bau und Funktion der Haut. Deutsche Zeitschrift für Akupunktur 15 (1966) 1-31

König G., Wancura, I.: Einführung in die chinesische Ohrakupunktur. Haug, Heidelberg 1982

König G., Wancura, I.: Neue Chinesische Akupunktur. Maudrich, Wien – München - Bern 1985

König, R.: Sanfte Heilverfahren. Hänssler, Neuhausen-Stuttgart 1987

Kitzinger, S.: Schwangerschaft und Geburt, Kösel, München 1982

Kubista, E., Kucera, H.: Über die Anwendung der Akupunktur zur Geburtsvorbereitung. Zeitschrift für Geburtshilfe und Perinatologie 178 (1974) 224-229

Langnickel, D. (Hrsg.): Problems of the Pelvic Passageway. Springer, Berlin – Heidelberg – New York 1987

Leboyer, F.: Geburt ohne Gewalt, Kösel, München 1981

Martin, E., Ott, E.: Klinische Anwendung und Grenzen der Elektrostimulationsanalgesie. In: Allgemeine und spezielle Akupunktur. 35 Vorträge einer Ringvorlesung an der Medizinischen Fakultät der Ludwig-Maximilian-Universität München, hrsg. von M. Sonnabend. Mediscript, München 1983

Melzack, R., Wall, P. D.: Pain Mechanisms: A New Theory. Science 150 (1965) 971-979

Melzack, R. et al.: Severity of labour pain: influence of physical as well as psychologic variables. Canadian Medical Association Journal 130 (1984) 579-584

Nogier, P. M. F.: Traité d'Auriculothérapie. Ed. Maisonneuve, Sainte-Ruffine 1969

Odent, M.: Die sanfte Geburt, Kösel, München 1978

Ots, Th.: Aneignung durch Umdeutung – Zur Rezeption der traditionellen chinesischen Medizin in Deutschland. Curare 10 (1987) 169-195

Ots, Th.: Medizin und Heilung in China. Reimer, Berlin 1987

Perera, W.: Acupuncture in Childbirth. The Results of a Pilot Trial to investigate the Relief of Pain during Childbirth using Acupuncture Analgesia as an Adjuvant to Active Management of Labour. Fifth World Congress of Acupuncture, Tokyo Oktober 1977 (Sonderdruck des Verfassers)

Rapkin, A., Kames, L.: New Hope for Patients With Chronic Pelvic Pain. The Female Patient 4 (1988) 100-113

Rivier, G.: Stimulation in vivo of the secretion of prolactin and growth hormone by B-Endorphin. Endocrinogy 100 (1977) 238

Richter, J.: Erfahrungsbericht über die Anwendung eines kombinierten Anästhesie-Elektrostimulations-Akupunktur-Verfahrens in der Herzchirurgie. In: Allgemeine und spezielle Akupunktur. 35 Vorträge einer Ringvorlesung an der Medizinischen Fakultät der Ludwig-Maximilian-Universität München, hrsg. von M. Sonnabend. Mediscript, München 1983

Schnorrenberger, C.: Therapie mit Akupunktur, Bd. I u. II. Hippokrates, Stuttgart 1984

Schuler, W.: Akupunktur in der Geburtshilfe. Ärztezeitschrift für Naturheilverfahren 3 (1989) 242-247, ML Verlag Uelzen

Schuler, W.: The Use of Acupuncture During Childbirth, ASPO/LAMAZE Conf. „Exploring New Frontiers", San Francisco, 21.10.1988

Thöne, A: Akupunktur unter der Geburt. Die Beeinflussung von Eröffnungsdauer, Angst und Wehenschmerz. Dissertation, Universität Düsseldorf (im Druck)

Unschuld, P.: Medizin in China. Eine Ideengeschichte. Beck, München 1980

Wenderlein, M.: Mehr Schutz dem Ungeborenen gegen Zigarettenrauch, Dt. Ärzteblatt 86, Heft 8, 23. 2. 1989, S. 363

Werner, C.: An Alternative Method of Obstetrical Care. Vortrag auf dem 10. Weltkongreß für naturgemäße Medizin, Malaga, April 1986

Wühr, E.: Quintessenz der Chinesischen Akupunktur und Moxibustion. Lehrbuch der Chinesischen Hochschulen für Traditionelle Chinesische Medizin. Chinesische Medizin mbH, Kötzing 1988

Yanagiya, S.: Familiengeheime Ein-Stich-Akupunktur. Haug, Heidelberg 1981

Zhong Yi Fu Ke (Chinesische Frauenheilkunde und Geburtshilfe). Hu Zhou, V. R. China 1978 (Hrsg. ein anonymes Autorenkollektiv)

Danksagung

Dank sagen möchte ich meinem verehrten Chefarzt, Herrn Prof. Dr. *Chr. Werner,* ohne dessen aktive Förderung und Inspiration dieses Buch nie entstanden wäre, sowie dem gesamten Kollegenteam der Frauenklinik des Evangelischen Krankenhauses BETHESDA in Duisburg einschließlich der engagierten Hebammen und Schwestern, denen ein wesentlicher Anteil an der hier dargestellten Arbeit zukommt.

Außerdem bin ich Herrn Chefarzt Dr. *D. Langnickel* und Herrn Oberarzt Dr. *W. Zubke* außerordentlich dankbar für ihre großartige Unterstützung bei der Durchführung regelmäßiger Akupunkturseminare an der Frauenklinik des Zentral-Krankenhauses St.-Jürgen-Straße in Bremen, die ich dort im Rahmen der Seminarreihe »Geborgenheit und Sicherheit bei einer individuellen Geburt« seit 1986 abhalten durfte. Die dabei gemachten Erfahrungen sind ganz wesentlich in dieses Buch mit eingeflossen.

Sachverzeichnis

Propädeutik der Akupunktur

Von G. KAMPIK, München
1988. 304 Seiten, 73 z. T. 3farbige Abbildungen, 29 Tabellen, 17 × 24 cm, gebunden
DM 118,—. ISBN 3-7773-0779-3

Die praxisbezogene Darstellung vermittelt den kurz gefaßten Lehrstoff von Akupunktur-Grundkursen.

Der Zugang zur Akupunktur wird durch vergleichende naturwissenschaftliche Erkenntnisse erleichtert.

Der anatomische Hintergrund der farbigen Meridiane läßt sowohl ihren Verlauf als auch die topographische Lage der Punkte deutlich erkennen.

Abbildungen zeigen in Übersicht die für die Akupunktur typischen Wechselbeziehungen der einzelnen Organfunktionen zum Gesamtorganismus.

An Fallbeispielen wird die Bedeutung der Akupunktur als unterstützende Heilmethode im Rahmen der westlichen Medizin aufgezeigt — ohne Vernachlässigung der kausalanalytischen Grundorientierung.

Praxis der gynäkolog. Balneo- und Physiotherapie

Herausgegeben von J. SCHNEIDER, Hannover, C. GOECKE, Bad Aachen und E. A. ZYSNO, Hannover

1988. 224 Seiten, 57 Abbildungen, 18 Tabellen, 15,5 × 23 cm, kartoniert DM 64,—. ISBN 3-7773-0828-5

Sowohl die therapeutischen Prinzipien und Möglichkeiten der gynäkologischen Badekur und des Anschlußheilverfahrens als auch für die Anwendung in der täglichen Praxis werden in diesem Leitfaden systematisch angeboten. Frauenheilkunde und Geburtshilfe sind gleichermaßen berücksichtigt.

Hippokrates

R. Pothmann
Chronische Schmerzen im Kindesalter
1988. 256 Seiten, 27 Abbildungen, 60 Tab., 15,5 × 23 cm, kartoniert DM 68,—.
ISBN 3-7773-0869-2

Der Schwerpunkt liegt in der Diagnostik bei chronischen Schmerzen, der Schmerzmessung und vor allem in den speziellen therapeutischen Ansätzen. Geeignet zur schnellen Orientierung.

H. Tilscher/M. Eder
Infiltrationstherapie, Therapeutische Lokalanästhesie
Grundlagen, Indikationen, Techniken. 1989. 220 Seiten, 111 z. T. 2farb. Abb., 19,5 × 27,5 cm, gebunden DM 98,—. ISBN 3-7773-0945-1

Lokalanästhesie kann nur dann erfolgreich sein, wenn die schmerz- bzw. reizauslösende Struktur erkannt und punktgenau dort behandelt wird. Die Autoren zeigen, wie in der Praxis vorzugehen ist, um gute Ergebnisse zu erzielen. Grundlagen, Indikationsbereiche und Technik werden systematisch, unter Vorstellung fixer Regeln, abgehandelt und durch die Vielzahl von Bildern für die Praxis klar verständlich.

H. Schmitt
Konstitutionelle Akupunktur
Die chines.-japan. Typenlehre und ihre Anwendung. 3., neu bearb. Aufl. von „Akupunkturtherap. nach der chines. Typenlehre". 1988. 232 Seiten, 151 Abb., 19 Tab., 19 Tafeln, 17 × 24 cm, gebunden DM 98,—.
ISBN 3-7773-0883-8

Hier wird die in Grundzügen dargelegte chin.-japan. Typenlehre und der von ihr vorgezeichnete Weg der Akupunkturtherapie weiter ausgebaut. Neu sind die 22 für die Typendiagnose in Kursen und Vorträgen erörterten besonders relevanten Symptomenbilder der traditionellen chin.-japan. Arzneiheilkunde mit beigefügten entsprechenden Rezepten. Ebenfalls neu ist eine ausführliche Abhandlung über die chines. Zungendiagnostik. Die Meridiantafeln sind separat im Anhang beigefügt.

C. C. Schnorrenberger
Lehrbuch der chinesischen Medizin für westliche Ärzte
3., durchgesehene und erweiterte Auflage. 1985. 648 Seiten, 35 Abb., 32 Tab., 15,5 × 23 cm, gebunden DM 138,—. ISBN 3-7773-0730-0

Schnorrenbergers Lehrbuch ist ein Kompendium der chinesischen Medizin, das seinesgleichen sucht. Das Werk beginnt mit der Erläuterung der Grundbegriffe und schreitet fort zu den komplexen Gebieten wie Krankheitsursachen, Untersuchungsmethoden, Syndromen, Hinweisen zur Therapie und Regeln zur Krankheitsverhütung.